의자에서 살아남기

몸과 마음이
매 순간 환경에 반응하고 변화하는
생명력의 표현이 자세입니다.

알렉산더 테크닉 실천으로

의자에서 살아남기

최현묵, 백경철 지음

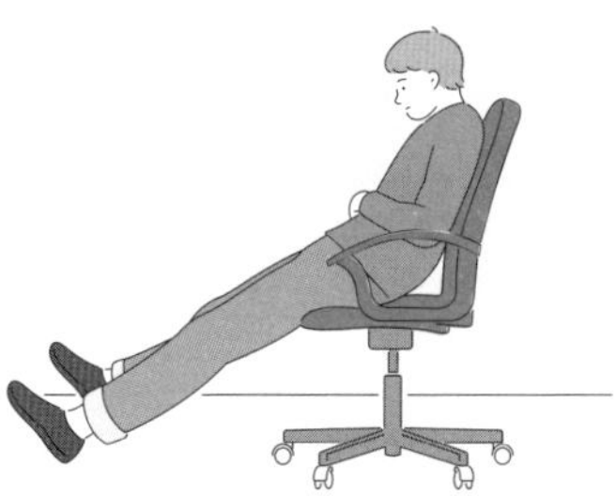

무지개다리너머

차례

3장

잘못된 의자 사용

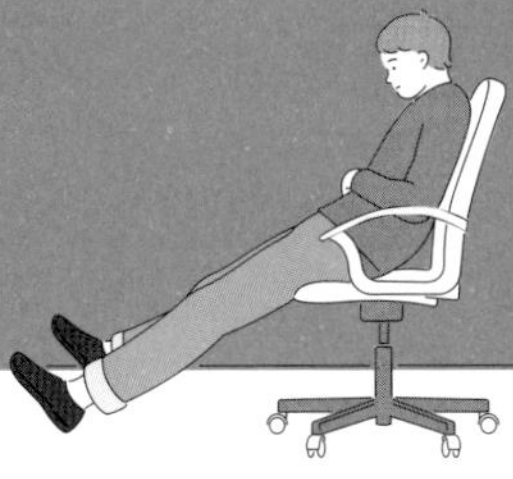

4장

기본 훈련

5장

추가 훈련

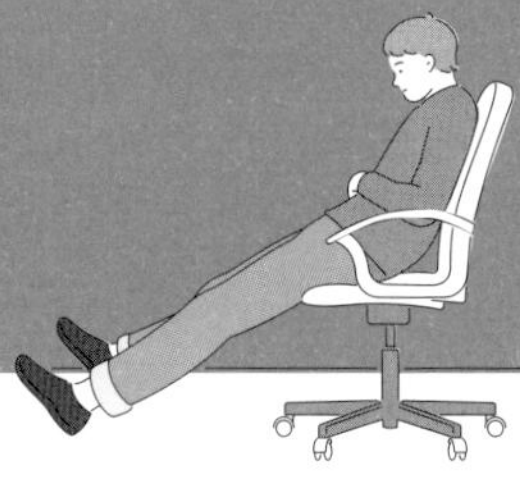

의자에 앉으면 피로가 줄고 편안한 기분이 찾아든다. 그런데 왜 현대인의 건강을 위협할까? 많은 사람들이 바른 자세의 중요성을 잘 알고 곧은 척추를 유지하려 노력하지만 '의자에 잘 앉아 있기'는 기대만큼 성과를 이루기 어렵다.

그 이유는 의자를 잘 의식하지 못해서다. 생활 환경 속에 의자는 항상, 당연히, 모든 곳에 있어야 한다고 믿고 있다. 오랜 세월 친밀하게 곁에 있어 왔기에 한 번도 의자가 이상한 물건이라고는 생각해 보지 못했다. 어떤 이유로 계속 사용하는지도 잊은 듯하다.

『의자에서 살아남기』라는 자극적인 제목을 달아야 할 만큼 의자에 앉는 자세가 현대인의 건강을 심각하게 위협하고 있다. 사람들은 자신이 만든 물건 때문에 천천히 병들어 가고 있음을 모른다. 이 사실을 강조하여 사람들이 경각심을 갖는다면 새로운 선택을 할 기회와 희망을 가질 수 있을 것이다.

빠르게 발전하는 현대 문명과 인간의 생물학적 진화 속도 간 격차는 점점 커져 간다. 그 중에서도 필자는 더 이상 외면할 수 없는 '의자'와 '인간'의 치열한 대치 상황을 알리려 한다. 이 책을 통해 다음의 내용을 전달하려고 노력하였다.

- 의자와 관련된 문제점을 이해하도록
- 자신이 의자를 어떻게 사용해 왔는지를 자각하도록
- 의자에 의존하지 말고 선택적으로 사용하도록
- 알렉산더 테크닉의 기본 원리를 이해하고 체득하도록
- 자세는 고정된 관념이 아닌 몸으로 표현되는 마음임을 알도록
- 의자에 앉고 일어서는 기본 기술을 배울 수 있도록
- 활동과 휴식을 선택하고 효과적으로 자기 사용을 하도록
- 일상에서 조금씩 실천하도록

이 책에서는 의자가 생겨난 배경을 먼저 알아본 후 의자를 잘못 사용하여 겪게 되는 건강 문제들을 살펴볼 것이다. 그 다음 '의자에서 살아남기 3단계'를 실천해 볼 것이다. 그 방법론으로 140여 년간 건강 교육 분야에서 공증된 '알렉산더 테크닉Alexander Technique'을 제시하였다. 특별히 알렉산더 테크닉의 의자 사용에 대한 주요 내용을 실생활에 맞게 보완하고 응용하였다. 그 효과는 지난 20여 년간 필자가 많은 사람들에게 알렉산더 테크닉을 가르치면서 입증한 것들이다.

의자에서 살아남는 핵심은 좋은 의자나 근육 단련이 아니다. 의자를 이해함으로써 의자를 사용하는 자신의 습관에 대한 자각력과 그로 인해 살아나는 몸의 회복력에 있다. 의자 사용의 문제점을 명확히 인지하여, 의자에 의존하는 것이 아닌 자신의 필요에 맞춰 의자를 사

용하는 방법만 다시 배우면 된다.

이 책은 "무엇이 더 올바르냐?"에 답하기보다 "이럴 때는 어떻게 할 것인가?"를 스스로 묻고 실행하는 지침서가 되었으면 한다.

첨단 과학 문명이 우주 시대를 열망하는 오늘날, 이런 사소한 물건에 신경을 쓰는 것이 답답해 보일 수 있다. 하지만 잘못된 의자 사용으로 미래의 주역이 될 우리 아이들마저 마치 고문받듯 아파하고 의식은 더욱더 무뎌져 간다. 아무리 멋진 미래로 날아 보려 하지만, 자신의 엉덩이 바로 아래로 추락할 수 있는 아찔한 상황이 지금 눈앞에 있다.

의자는 실로 막강하다. 그러나 인간은 지혜롭게 사용할 수 있다는 것을 기억하기 바란다.

최현묵

인생 대부분의 시간을 앉아서 지내야 하는 많은 분들에게 놀라운 변화가 생기기를

진광욱(신경외과 전문의, 마디척병원 원장)

수년 전 집사람이 알렉산더 테크닉 지도자 과정을 시작한다고 했을 때 반대하지는 않았지만 딱히 반갑지는 않았습니다. "알렉산더 테크닉이 뭐야?"라고 물었을 때 들었던 대답은 제게는 뭔가 뜬구름 잡는 것 같은 느낌이었고 사람의 몸에 대해 과학적인 공부를 하는 사람으로서 막연하게 비과학적이라고 생각했던 것 같습니다. 사실, 140여 년 전 어느 선각자가 자신의 몸을 관찰하면서 깨달은 몸 사용의 진리(?)를 추구한다는 것이 도통 신뢰가 가지 않았습니다.

하지만 이런 생각이 바뀌는 데는 오래 걸리지 않았습니다. 알렉산더 테크닉을 접하고 나서 놀란 사실은 실제 자세를 교정하는 데 매우 효과적인 방법이라는 점이었습니다. 인턴십 레슨을 받아 보려고 한국 알렉산더 테크닉 협회에 처음 방문했을 때가 잊혀지지 않는데, 수십 명의 사람이 모두 자연스러우면서도 바른 자세로 앉아 있고 서 있는 모습이었습니다. 지금까지 살면서 처음 보는 장면이었습니다.

좋은 자세, 좋은 습관이 무엇인지 안다는 것과 그것을 실천하며 몸으로 익힌다는 것은 매우 다릅니다. 한 사람이 오랜 기간 동안 익숙해진 자신의 잘못된 습관에서 벗어난다는 것, 일상생활 속에서의 나쁜 자세를 고친다는 것은 매우 어려운 일일 겁니다. 척추 전문의로서 직업적으로 매일 환자를 대하며, 나쁜 자세와 습관으로 인해 악화되는 질환을 치료하는 입장에서 이것이 얼마나 어려운지 매일 통감합니다. 알렉산더 테크닉은 자세 교정에 있어서 실천적으로 매우 유용한 방법입니다.

그리고 잠시 멈추어서 자신의 잘못된 습관을 관찰하면서 내 몸에 이미 내재되어 있는 자신의 몸을 사용하는 방법을 스스로 깨닫는다는 것은 실로 놀라운 통찰이라는 생각이 들었습니다. 결국 스스로 객관적으로 자신을 바라보며 깨달아야 스스로를 변화시킬 수 있는 힘이 생기게 됩니다. "허리 펴고 똑바로 앉아" 같은 잔소리가 효과가 없는 이유입니다.

『의자에서 살아남기』라는 다소 도전적인 제목을 붙인 이 책은 의자에서 많은 시간을 보내야 하는 우리의 문제점에 대한 저자의 절실함이 묻어 있습니다. 일반적인 상식과는 달리 몸을 주로 사용하는 직업군보다 학생, 고시생, 컴퓨터를 주로 사용하는 사무직, 운전기사, 건설 장비 기사 등 의자에 앉아 있는 시간이 많은 직업군에서 목과 허리의 추간판 탈출증(디스크) 유병률이 더 높습니다. 장기간 앉아 있으면 척추에 무리가 가는 자세가 되기 쉽고, 이 책에도 설명되어 있듯이 실제로 서 있을 때보다 앉아 있을 때 추간판의 압력이 높아진다고 알려져 있습니다.

이 책에 소개된 앉는 자세의 진화론적 고찰, 의자의 역사, 통제를 위한 앉는 자세, 문화별로 다른 의자, 의자에 앉을 때 생기는 몸의 생리적 반응 등 생소한 주제에 대한 설명은 여러 가지 생각할 거리를 주는 재미있는 부분이었습니다. 포즈, 디렉션에 대한 설명 등 알렉산더 테크닉의 기본적인 내용도 소개하고 있어서 저처럼 알렉산더 테크닉을 잘 모르는 초심자도 쉽게 이해할 수 있는 책인 것 같습니다.

다만, 책만으로 알렉산더 테크닉을 익히기에는 한계가 있지 싶습니다. 몸을 사용하는 방법을 배우는 공부이니 워크숍이나 개인 레슨을 통해 몸으로 배워야 더 빨리 와닿고 익숙해질 것이라고 생각합니다.

140여 년 전에 알렉산더에 의해 만들어진 몸 사용 설명서는 철 지난 과거의 이론이 아닙니다. 컴퓨터와 스마트폰을 일상적으로 사용하고, 앉아 있는 시간이 늘어나게 되고, 신체 활동이 줄어드는 현재, 그리고 미래의 사람들에게 과거보다 더욱더 중요한 역할을 하게 될 것이라고 생각합니다.

저처럼 인생의 대부분의 시간을 앉아서 지내야 하는 많은 분들에게 놀라운 변화가 생기기를 바라는 마음으로 이 책을 추천 드립니다.

인생의 필수 지혜 알렉산더 테크닉!
살면서 반드시 익혀야 할 삶의 지혜와 기술

조우석(책추남TV 코코치Co-Coach)

어린 시절부터 '한 사람의 잠재력과 가능성을 최대로 꽃피우게 해 주는 진정한 비결은 무엇일까?'라는 화두로 1만 권이 넘는 독서는 물론 갖가지 자기 계발 프로그램, 성공학, 리더십, 상담, 명상, 심층 심리학, 영성 수련, 신화, 꿈, 소마틱스 등 다양한 프로그램들을 경험하며, 또 그만큼 많은 방황도 하며, 진정한 인간의 내면 의식 변화와 성장에 대한 탐구를 끊임없이 추구해 왔던 것 같습니다. 하지만 그 많은 시간과 돈과 에너지를 투자했음에도 불구하고 정말로 효과가 있는 프로그램들을 접하기는 가뭄에 콩 나듯이 드문 케이스였습니다. 그러다 만나게 된 알렉산더 테크닉! WOW! 정말 멋진 프로그램이었습니다. 특히 제게 알렉산더 테크닉은 '내 몸으로 직접 체험하고 체득하는 자연과 우주의 원리'라는 개념으로 크게 다가왔습니다.

10여 년 전 최현묵 회장님께 알렉산더 테크닉 레슨을 받으면서, 졸저지만 보이지 않는 세계가 보이는 세계로 창조되는 법칙과 그 프로세스를 '네 잎 클로버 기르기'에 비유해서 체계적인 7단계로 정리한 『행운 사용법』의 창조 원리와 알렉산더 테크닉의 원리가 정확히 일치한다고 즐겁게 대화를 나누었던 추억들도 새록새록 떠오릅니다.

20세기의 가장 위대한 영적 스승 중 한 명으로 손꼽히는 구르지예프는 현대인을 '인간은 기계다Man is machine'라는 한마디로 정의합니다. 그는 현대인이 스스로 주체적으로 사고하며 행동하고 있다고 믿지만, 실제로는 주변 환경으로부터 주어진 자극에 반응하는 꼭두각시 인형과 같은 마치 기계와 같은 존재로서, 깊은 잠에서 깨어나지 못하고 있다고 말했습니다. 구르지예프의 말처럼 우리 현대인들은 정신적으로뿐만 아니라 신체적으로도 깊이 잠든 상태로 잘못된 정보들로 프로그래밍된 채 정말 기계적으로 살아가고 있지는 않은가 하는 생각이 듭니다.

영화「매트릭스」에서 모피어스가 주인공 네오에게, 진실을 깨닫기 위한 선택의 기회로 빨간 약과 파란 약을 건네던 것처럼, 최현묵 회장님의 신간 『의자에서 살아남기』가 여러분의 영혼과 정신과 몸을 일깨우고 진정한 생명력과 건강을 일깨우는 멋진 기회를 선물하는 책이 될 것을 확신합니다. 『의자에서 살아남기』는 여러분이 가장 자기답게 최대 잠재력을 발휘하면서 행복하고 건강하고 부유하고 현명하고 만족스럽고 창조적인 사람으로, 있는 그대로 사랑받을 줄 알고, 아낌없이 사랑하는 삶을 살아가는 데 탄탄한 반석과 디딤돌이 되어 줄 것을 믿으며, 감사한 마음으로 추천 드립니다.

1장

우리들의 의자

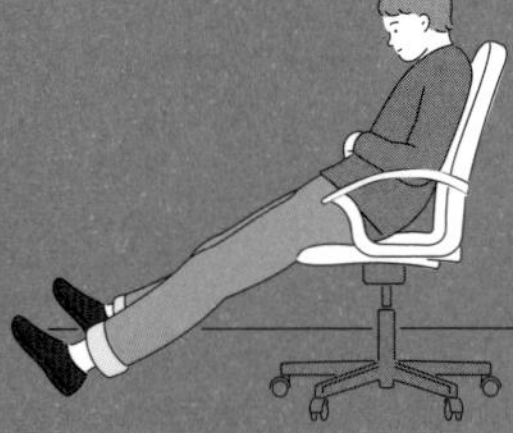

A l e x a n d e r   T e c h n i q u e

동거

우리네 일상에서 의자가 사라진다면 어떤 일이 벌어질까? 버스나 지하철은 잠시 서서 타고 갈 수 있다 해도 비행기는 그 긴 시간을 불안하게 버텨야 한다. TV나 영화를 볼 때 어디에 기대서 봐야 할지도 모르겠다. 학교와 사무실에 있는 책상 높이는 두 배로 높여야 할지 모른다. 맛있는 식사와 커피도 바닥에 앉아서 먹거나 서서 먹어야 한다. 상상만 해도 난감함과 불편함이 몰려온다.

의자는 우리 생활 속에 깊이 스며들어 마치 우리와 한 몸처럼 잠시 떨어졌다가도 이내 곧 붙어 다닌다. 의자는 문명의 산물이고 편의를 도모하는 수많은 도구 중 하나다. 의자를 사용하는 목적은 몸이 피로하지 않게 허리와 다리 힘을 빼고 쉴 수 있는 상태를 만들기 위해서다. 하지만 의자를 탁자나 책상 위에 일거리들을 올려놓고 힘을 덜 들이고 오래 일하기 위해 더 많이 이용한다. 직립 보행으로 자유로워진 인간의 두 손으로 섬세한 일을 하게 되었고, 일을 더 잘하도록 의자가 편의를 제공하는 것은 틀림없는 사실이다. 그러나 여기서부터 문제는 시작된다.

결국 현대인은 휴식을 겸한 생산 활동을 위해 의자를 애용하게 되었다. 공부를 할 때도, 컴퓨터 업무를 볼 때도, 공예품을 만들 때도, 차를 마실 때도. 의자에서 잠도 자고 쉬면서 점점 더 긴 시간을 의자에서 산다. 더 편히 더 많이 더 오래.

의자는 아름다운 작품이기도 하고 인류 문명에 크게 기여한 발명품이기도 하다. 사람들은 멋있게 디자인된 의자를 선호하고, 소파처럼 안락한 느낌이 드는 다양한 가구들은 인테리어의 필수 요소가 된다. 요즘은 업무 환경을 인체 공학적으로 개선하는 첨단 테크놀로지가 의자를 중심으로 개발되는 시대다. 그 밖에도 게임용 의자, 개인 맞춤 의자, 예술성이 있는 의자, 의료용 의자 등 수백 가지 형태의 의자들이 현재 우리와 동거 중이다.

하지만 우리가 의자와 아무리 친밀할지라도 의자는 사람이 인공적으로 만든 편의 시설이지, 자연에서 비롯된 것이 아님을 분명히 인식해야 한다. 문명을 누리면서 의자를 잘 이용하려면 의자에 지배되지 말아야 한다. 그렇다고 무조건 의자를 멀리하고 두려워 할 대상으로 여기라는 말이 아니다. 우리가 왜 의자를 이용하는지 이해하고, 정확한 이용 방법을 배워서 제대로 사용해야 할 대상으로 삼아야 한다.

변천사 엿보기

의자의 시작과 전개 과정을 잠시 살펴보자. 학자들에 의하면 구석기나 신석기 시대에는 의자를 사용하지 않았다고 한다. 고고학자들은 인류가 의자에 앉기 시작한 때는 고대 이집트(B.C. 2850년) 때부터이며, 이후 고대 그리스 로마로 전파되었다고 추정한다. B.C. 1352년 이집트 제18왕조 투탕카멘의 무덤에서 발견된 의자가 가장 오래된 유물이다. 당시 의자는 왕권이나 신권을 상징했다. 오늘날처럼 대다수가 이용하는 편의 시설이 아니라, 극소수만이 특정 목적으로 사용된 권위의 상징이었다.

의자는 긴 세월을 거쳐 A.D. 650년 이후에 일반인들의 생활 속으로 들어오기 시작했다. 그러나 여전히 사회적 신분 차이를 나타내는 장식 예술품으로 사용되면서 18세기까지 내려온다. 영국 빅토리아 여왕 시대(1837~1901년)에는 의자 밑에 스프링 쿠션을 넣고 등받이를 비스듬하게 만들어 팔다리를 걸쳐 늘어뜨리는 우아한 자태를 만들어 내는 디자인이 유행했다. 실용성과는 거리가 먼, 고상한 양식과 품격에 집착한 귀족을 위한 장식 가구였다.

19세기 들어 산업 혁명 영향으로 의자는 편안함과 연결되고 점차 우리에게 친숙한 모습으로 변화되기 시작했다. 수많은 디자인이 유행하다 20세기 들어 공업화라는 세태를 반영해 실용성이 강조되었지만, 여전히 기능 개선보다는 외적인 다양함과 새로움을 추구했다. 인간을 표현하는 상징이자 영감을 주는 의자의 건축학적 요소는 예술 작품으로까지 탐미되었고, 가구 디자이너들은 높이 평가되었다. 21세기는 실용성과 대중성이 어우러져 의자의 인체 공학적인 변모가 시도되었다. 어느덧 대부분의 가정에는 기울임이 조절되는 등받이, 목 받침대, 팔걸이, 회전식 등 다양한 기능을 갖춘 의자들이 애용되고 있다.

변천사를 훑으면서 놓치지 말아야 할 중요한 사실이 하나 있다. 의자는 처음부터 발목, 무릎, 고관절을 구부려 몸을 편하게 하려고 고안된 것이 아니라는 점이다. 이집트 파라오나 중세 왕족들의 신분과 계급을 상징하는 물건으로 출발해 오랜 기간 그 목적하에 발전해 왔다. 과거 역사 속 상징성은 크게 변화했지만 의자의 구조와 기능은 크게 달라지지 않았다는 점에 유의해야 한다. 더구나 오늘날에는 생체 역학과 인공 지능이 결합해 더 좋은 디자인, 더 좋은 기능들로 우리를 유혹한다. 처음 의자가 만들어진 목적으로 사용되는 현재가 아님에도 말이다.

편견 버리기

의자는 서양 문화권의 지식과 문물을 받아들이면서 한국 문화에 스며든 문화 산물이다. 동양 문화권에서 발전해 온 것이 아니다. 인도나 중국에서는 쪼그려 앉아 일을 했고, 일본에서는 무릎을 꿇고 앉아 차를 마셨으며, 아랍에서는 책상다리를 하고 책을 읽었다. 동서양의 교역 과정에 뒤따르는 문화적 지배에 따라 의자를 이용하는 대상과 방식이 결정되어 왔다.

앉는 자세에 대한 우리들 관념 대부분이 서양 문화권의 사고방식과 가치 기준에 따라 만들어졌다. 예를 들어, 쪼그려 앉아 노동하는 모습을 게으르고 천하다고 여긴다거나, 무릎 꿇은 자세를 복종이나 항복의 의미로 인지한다거나, 고풍스런 의자에 앉아 일하는 모습을 고상하다 느끼고 권위로 여기는 차별성은 우리 고유의 것이 아니다. 동양의 좌식 문화는 지역별 풍토 특성에 맞춰 형성된 것이기에 지적 수준, 인격, 문명의 발달 정도를 평가하는 기준일 수 없다.

발목, 무릎, 골반과 척추를 모두 90°로 세우는 서양식 의자 생활 문화는 앞에서 살펴보았듯이 역사 · 정치적 배경에 따라 현대에까지 흘러왔을 뿐, 생체 역학적 효율성으로 고안된 것이 아니다. 서양 강국들은 타국을 식민지화하면서 높은 의자가 보다 개화된 문명이라

믿게 했고, 어려서부터 의자에 강제로 앉게끔 교육시켰다. 자신도 모르는 사이에 머릿속에 새겨진 바른 자세에 대한 기준 역시 비슷한 역사적 배경을 두고 있다. 과거 식민지 시절 일본식 교육으로 같은 교복, 같은 자세, 유사한 언행을 훈습시켜 우리들의 의식을 쉽게 통제하고 조정하려 했던 탓이다. 행위를 제약하는 고정된 자세를 긍정적인 이미지로 만들어 놓음으로써, 저절로 사고의 제약으로 유도되는 인간의 학습 심리를 이용한 것이다. 그러니 무조건 우월한 문명이고 과학적이며 인간 친화적이라는 편견은 버려야 하지 않을까?

우리 관념에 박힌 바른 자세는 몸으로부터 자연스럽게 나온 것이 아닌, 문화와 역사가 만들어 낸 편견에 불과하다. 이 망상에서 벗어나기 위해 우리는 스스로Self를 되찾아야 한다.

오해 풀기

의자에 대한 편견과 함께 많은 오해가 빚어진다. 대표적인 내용들을 살펴보자.

근육통의 주된 원인은 과도한 노동이나 운동 때문이다?

불편한 자세로 가만히 오래 앉아 있는 것이 만성 근육통의 주된 원인이 되기도 한다. 그 이유는 의자에 앉으면 척추를 받치는 근육들에만 강한 수축을 유도하기 때문이다. 따라서 의자에 똑바로 앉아 있는 게 휴식이 될 수 없음에도, 사람들은 안정된 자세를 고정시키는 보정 장치가 많은 의자에 큰돈을 지불하기도 한다. 그러나 움직이지 않고 지나치게 안락함을 추구하는 생활 방식sedentary lifestyle이 오히려 건강을 더 해치는 결과를 낳는다.

의자에 오래 앉아 일할 수 있으면 건강하다?

의자에 허리를 꼿꼿이 펴고 오랫동안 일하는 사람을 허리가 튼튼한 건강한 일꾼으로 여기는 경향이 있다. 그러나 건강하게 감각이 깨어 있는 사람이라면 불편함을 곧 자각한다. 자각한 뒤에는 의자에서 일어서서 잠시 벗어났다가 다시 의자를 사용하는 선택을 한다. 의자에서 업무는 물론 휴식도 오래해선 안 된다. 휴식과 업무를 병행하려는 욕망이 몸을 더 혹사시킨다. 따라서 자신의 몸을 자주 살펴가며 적절히 움직일 줄 아는 사람이 건강하다.

인체의 구조적 안정성을 도모해 줄 좋은 의자가 반드시 필요하다?

인간의 몸은 다이내믹한 생명 공간이다. 정신적 또는 육체적 자극에 역동적인 리듬과 복원력으로 대응하게끔 설계되어 있다. 몸은 탄력적인 항중력 시스템을 작동시켜 스스로 회복할 줄 안다. 따라서 우리 몸에는 고정된 자세로 안정성을 유지시킬 목적으로 하는 기능이 없다. 의자라는 외부 구조물에 의지해 몸의 에너지 소모를 덜 수 있다고 생각하겠지만, 본연의 탄력성이 지닌 섬세한 반발력만 저하시킬 뿐이다. 외부 구조물에 의존하면 할수록 몸의 복원력과 탄력성은 더욱 떨어져 갈 것이다. 따라서 편안하게 느껴질수록 더 좋은 의자라는 통념은 착각이다. 밀라노의 직업 보건 연구소 소장인 A. 그리코Grieco는 "인체 공학적으로 디자인된 의자는 앉으면서 생겨나는 문제들을 해결할 수 없을 뿐만 아니라, 인간 공학적 가구 자체가 새로운 문제, 즉 자세의 고착을 유발시킨다"고 발표했다(「Ergonomics 29」 no. 3, 1986).

의문들

의자에 잘못 앉은 채로 장시간 일할 경우 건강을 해친다는 사실은 상식이 되었다. 그럼에도 이 문제를 지혜롭게 해결할 방법을 찾지 못하고 있다. 과연 해결책은 없는 것일까?

운동으로 근육을 강화시키고 피로를 푼다?

스트레칭이나 유산소 운동과 코어 근육을 발달시키는 운동을 통해 의자에 앉아 있는 컨디션을 좀 나아지게 할 수 있다. 운동을 하는 것은 좋지만 운동에 투자한 시간에 비해 의자에 앉는 '근본적인 변화'는 일어나지 않는다. 운동으로 발달된 근육이 준비되었더라도 의자에서의 나쁜 습관과 사용 방식이 바뀌지 않는다면 계속해서 근육 강화 운동을 반복해야 한다. 운동을 좋아하지 않는 사람도 무조건 하라고 해서는 좋은 해결 방법이 될 수 없다. 의자로 인한 피로는 그때그때 푸는 것이 좋으며, 피로가 쌓이지 않게 미리 예방하는 것이 더 중요하다.

마사지나 척추 교정을 자주 받는다?

비틀어진 골반과 척추 마디를 정렬해 주는 전문가에게 정기적으로 교정을 받는다면 어떨까? 근육을 풀어 주는 마사지를 받으면 좋을까? 이것은 필요에 따라 선택할 수 있는 사항이다. 타인의 힘에 의존해 몸을 정렬시키는 것 역시 근본적인 해결책은 아니다. 긴장된 근육 부위의 통증을 줄일 뿐이다. 자기 스스로 무엇이 잘못되었는지 인지하지 못하면 모든 시도는 임시방편에 불과하다. 척추 교정을 잘 받고 나서 의자에 잘못 앉는 순간 치료사의 모든 노력은 수포로 돌아가 버린다. 의자에서의 잘못된 습관이 바뀌지 않는 한 고통은 또 다시 우리를 찾아온다.

보정 장치가 있는 의자와 보조 용품을 사용한다?

무릎을 받쳐 주거나, 몸을 뒤로 기울여 등을 받치거나, 목에 힘을 주지 않게 고정시키는 등, 장비에 가까운 인체 공학적 의자들이 더욱 늘어간다. 보정 장치에 몸을 맡겨 편하다는 느낌이 든다 해서 몸이 긴장을 덜 하는 것은 아니다. 오히려 신체의 구조 역학적 결속력이 느슨해지면서 작용해야 할 근육과 신경이 무력해진다. 필요 이상으로 보정 장치들에 의존하는 습관은 인체의 자율 조절 시스템을 방해한다. 또한 부속 장치들에 몸을 끼워 맞추며 더 편한 것만 찾는 과민함마저 초래한다. 몸은 고정되는 것보다 움직이는 것을 더 좋아한다.

앉지 않고 서서 일한다?

의자에 앉지 않고 서서 일할 수 있는 조건이 된다면 추천하고 싶다. 시간을 자유롭게 활용할 수 있는 재택근무라면 지혜로운 방편이 되겠다. 그러나 장시간 일해야 할 경우 그것을 감당할 체력과 자세를 조정할 방법이 없다면 이 역시 해결책이 되기 어렵다. 또한 회사 내 업무 활동이나 조직 생활, 대중교통과 차량을 이용하는 활동들 때문에 의자를 전혀 사용하지 않는 일은 현실적으로 어렵다.

전통 방식을 따라 바닥에 앉는 게 좋다?

의자가 해롭다면 바닥에 앉아서 생활하는 전통 방식은 어떠냐는

질문을 받는다. 양반다리, 정좌, 가부좌, 책상다리 등의 앉는 방식은 넓은 접지점을 확보할 수 있어 안정감이 있다. 오랜 시간 집중을 하는 호흡 수련이나 요가나 기공과 같은 특정 목적을 갖고 잘 배우지 않는 한, 같은 자세로 오래 앉는 것은 추천하고 싶지 않다. 모두 개인의 선택이다. 하지만 준비 없이 양반다리로 오래 앉으면 다리 관절들(고관절, 무릎, 발목)이 조금씩 비틀릴 수 있다. 특히 골반의 좌/우측 압력이 서로 다른 자세가 습관화되면 연골과 인대가 변해 다리가 휘거나 불안정해진다. 관절이 유연하지 못하면 척추가 더 구부정해지고 비틀리기 쉽다. 바닥에 앉을 때는 가능한 경사진 방석을 사용해 무릎이 고관절보다 위로 올라가지 않도록 한다. 발의 위치도 의식적으로 자주 반대로 바꿔 주거나 다리를 곧게 펴는 동작을 병행하는 것이 반드시 필요하다. 중요한 것은 어떤 자세가 더 좋으냐가 아니라, 그 자세를 왜 선택했느냐이다.

2장

의자에서 사는 사람들

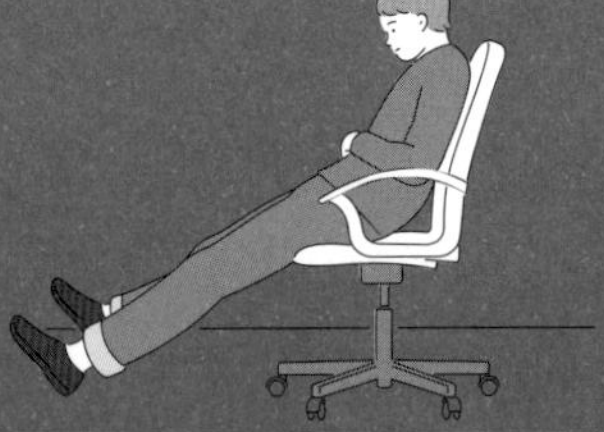

A l e x a n d e r   T e c h n i q u e

의자는 분명 편리를 위해 가정, 학교, 사무실, 영화관, 대중교통, 게임방 등 어디에서나 제공된다. 그런데 이 흔한 도구가 우리 몸에 본래 있던 훌륭한 기능들을 점차 퇴화시킨다면? 사실인지 알아보기 위해 우리 주변을 살펴보자.

초등학교에 들어가기 전 어린아이들의 밝고 에너지 넘치던 모습은 6학년이 되면 어딘가 어색한 모습으로 바뀌어 간다. 어린 나이에 벌써 피로해 보이고 무기력해 보인다. 중학교를 거쳐 고등학교까지 평균 하루 6시간, 약 10,000시간 이상 의자에서 인고의 시간을 보낸다. 의자에 구속되는 가혹한 상황은 20대가 되어 대학이나 직장에서 더욱 심해진다. 불안한 취업 때문에 웅크린 젊음은 컴퓨터 속으로 더욱 기어 들어간다. 30대 이후 직장 생활이 조금 안정된다 해도 직장 내 휴식 환경은 꿈에 불과하고 야근과 과로는 일상이 된다. 그러는 사이 자신의 잘못된 몸 사용 방식이 뚜렷한 형태로 드러나기 시작한다. 거북목에 굽은 등과 움츠린 어깨는 보는 이의 마음까지 안쓰럽게 만든다. 40대에 들어서면서 병원을 방문하는 일이 잦아진다. 요통, 소화 불량, 치질, 생리통, 변비, 비만 등… 아프지 않은 사람이 없을 정도다. 50대에는 각종 병명이 마음에 낙인 찍히듯 새겨져 온갖 약들과 보조 식품에 집착한다.

의자는 우리 가까이에 있지만 친구는 아니다. 의자에 의존할수록 우리를 더욱 지배하게 될 것이다.

의자와 문화

"자, 앉으시지요!" "편하게 앉으세요."

집이나 사무실에 손님이 오면 당연히 하게 되는 말들이다. 이렇게 예의를 갖춘 친절한 표현이 우리에게 얼마나 친숙한가. 손님을 응대하는 사람이 의자로 안내하지 않으면 그가 불친절하다고 생각하고, 자신이 환영받지 못한다는 불쾌함마저 느낀다. 의자가 우리 문화에 얼마나 깊숙이 들어와 있는지를 엿볼 수 있다.

학교에서는 항상 "학생! 자리에 앉아!"라는 명령조의 지시를 따르도록 훈련받는다. 발표할 때 외에는 자리에서 자유롭게 일어설 수 없다. 우리 문화 속에는 앉는 행위와 주의 집중이 결탁되어 있다. 의자에 앉아야 집중해서 공부(일)할 수 있다고 믿는다. 집단 통제를 목적으로 인간의 자연스러운 자세와 동작들을 의도적으로 반복 훈련시키는 교육 환경이 어려서부터 강력히 각인된다.

의자에 앉는 모습에 성차별을 두기도 한다. 여성에게는 양손을 하복부에 올리고 무릎을 붙인 채 장딴지와 발은 가지런히 모아 옆으로 비스듬히 세워 앉으라 한다. 이런 모양새를 다소곳하다 칭찬하면서 조신한 여성의 이미지로 각인시킨다. 남성에게는 다리를 벌려도 괜찮고 허리를 곧게 세우고 어깨를 펴서 가슴이 넓어 보이게 앉으라 한다. 당당한 자태가 진취적이며 능력 있는 남성으로 비춰진다고 여긴다.

미국, 중국, 일본, 아프리카, 유럽 등에서도 성별에 따라 신체적 표현이 모두 다르다. 물론 생물학적 이유로 인한 차이도 있지만 대개는 문화적 관습에 따라 훈련된 태도들이다. 문화권의 생활 양식이 의자에 앉는 몸짓과 자세에 영향을 주게 된다. 또한 어떤 장소에 있느냐에 따라, 즉 사회성이 요구되는 곳인지 독립성이 보장된 곳인지에 따라서도 의자에 앉는 방식은 확연히 달라진다. 입사 면접장에서 취했던 반듯이 보이려는 자세를 집에서도 그대로 취할 사람이 몇이나 될까.

외부로 드러나는 개인의 외형과 움직임(자세)에는 삶의 역사와 정신적 성장 배경이 고스란히 담겨 있다. 특히 앉는 자세와 제스처는 사회적 생존 상태와 억압에 대한 반응을 잘 보여 준다. 심신상관학 Psychosomatics 관점에서 앉아 있는 모습만으로도 개인의 심리 상태와 문화적 배경을 알 수 있다. 따라서 사람의 체형과 자세는 근육 강화와 골격 교정만으로 쉽게 바뀌지 않는다. 의자가 생명으로서의 '몸'에 얼마나 많은 긴장을 부여하는지 이 책을 읽어 가면서 점점 더 잘 알게 될 것이다.

유인원들은 짧은 다리와 긴 팔을 이용해 나무 위에서도 움직일 수 있도록 신체 조건을 갖췄었다. 원시인류가 땅으로 내려와 생활하면서부터 다리가 움직임의 중심이 되었다. 다리는 점차 길어지고 강해졌으며 팔은 상대적으로 약해졌다. 이렇듯 환경 변화와 생존을 위한 적응 과정에서 신체의 외형과 사용 방식이 바뀌어 간다. 환경에 적응하는 진화 과정은 자연의 섭리다. 의자에 앉는 문화 역시 인체의 생물학적 변화를 일으키고 있다. 현 인류는 현재 걷고 달리고 매달리고 기어오르는 환경에서 벗어나, 가만히 앉아 생활하는 라이프스타일과 불편함을 견디지 못하는 문화 속에 매우 깊이 진입한 상태다.

변화하는 라이프스타일은 분명한 생물학적 변화를 가져온다. 많이 사용하는 기능은 발달하는 반면 그렇지 않은 기능은 자연 퇴화되는 법칙이 적용된다. 이미 오랜 기간 의자 생활에 적응한 현대인은 어떻게 변해가고 있을까? 지난 백 년간 자연환경과 생활 방식은 걷잡을 수 없이 빠르게 변화하고 있다. 또한 유전자가 변화되어 세대가 지날수록 키는 더욱 커지고 근육은 점점 약해져 간다.

현 인류는 더 이상 먹이를 구하기 위해 사냥을 하거나 수렵 활동을 하지 않는다. 주로 자동차를 타고 다니며 운동은 짐Gym에 가서 해야 한다고 생각한다. 스마트폰을 몇 번 클릭하면 식료품이나 다 만들어진 음식이 배달된다. 특히 두 번째 검지 손가락을 많이 사용하며 앉거나 누워서 음식을 구하고 섭취한다. 반면 돈을 벌기 위해 정신적, 감정적 노동과 함께 의자에서의 신체적 혹사를 마다 않는다.

그로 인해 구부정한 어깨, 굽은 등, 점점 불러 나오는 뱃살, 앞으로 빠질 듯한 목과 머리, 팔을 위로 잘 올리지 못하는 데다 조금만 뛰어도 숨이 차오른다. 그로 인해 온갖 직업병과 근육통, 알 수 없는 스트레스성 증후군들이 건강의 적신호를 보낸다. 과연 미래의 우리 모습은 어떻게 변할까.

문제를 해결하려면 문제를 정확히 자각해야 한다. 사실 '의자'라는 사물 자체가 문제될 것은 없다. 그러나 산업 혁명 이후 의자가 노동 현장으로 들어가게 된 점을 강조하고 싶다. 의자에서 잠시 일어서거나 걷거나 해서 휴식을 취하며 일한다면 크게 문제될 것이 없지만, 장시간 업무와 학업을 목적으로 한 도구로 사용될 때는 상당한 문제들이 발생하기 시작한다.

사람들에게 의자는 편히 쉬기 위한 휴식 도구이자 집중해서 일하는 업무 필수품으로 둘 다 만족하고 싶은 대상이다. 이 욕망 자체가 문제를 일으킨다고는 생각하지 않는다. 문제는 의자가 휴식과 업무를 동시에 만족시킬 순 없는 도구라는 점에 있다. 어쩌면 쉼과 활동 중 자신에게 필요한 게 무엇인지 자각하는 우리의 기본 기능에 혼돈이 생기는 건지도 모른다.

의자와 아이들

"우리 아이는 이제야 의자에 얌전히 앉아 있게 됐어요. 애가 워낙 극성이라 잠시도 가만히 못 있어요. 얼마나 힘들었는지 몰라요."

아이들이 의자에 얌전히 앉아서 책을 보면 어른들은 자신들이 훌륭한 교육 환경을 제공했다고 착각한다. 아이들이 조용할 때는 호기심 가는 것에 자연스럽게 몰입했을 때뿐이다. 재미를 위해 잠시 의자에 머무는 것이고 나름 극복하는 중이다. 아이들에게는 아직 끊임없이 역동적으로 움직이면서 긴장을 덜어 낼 수 있는 내적 지성(타고난 몸속에 내재된 지능)이 살아 있다. 의자 위에 가만히 앉아 있는 것이 이상하고 불편하다는 것을 본능적으로 안다.

아이들을 의자에 고정시켜 두려는 어른들의 무지 때문에 시간이 지날수록 아이들은 싫증, 멍함, 집중력 저하, 불안한 행동과 정서 불안을 드러낸다. 아이들은 공부가 하기 싫은 것이 아니다. 의자에 오래 앉아 있기가 싫은 것이다. 그럼에도 아이들이 껑충껑충 뛰어다니고, 몸을 자유롭게 꿈틀거리며, 힘차게 팔과 다리를 흔들고 놀면서 의자에 억압되어 있던 몸을 회복시킬 기회는 점점 더 줄어든다.

어른들은 왜 아이들을 의자에 얌전히 앉혀 놓으려고 애쓰는가? 학교는 아이들을 모아 놓고 가르침을 전하는 곳이다. 가장 먼저 질서 있는 행동들을 가르친다. 아이들은 원치 않아도 가만히 앉아 있는 능력을 반드시 길러 내야 한다. 줄을 맞춰 조용히 앉는 습관이 가장 먼저 선행되어야 선생님의 권위가 살고 아이들을 통제할 수 있다고 믿기 때문이다. 아무리 훌륭한 교육 철학이 바탕에 있어도 이것만은 변하지 않는 실정이다.

아이들은 "똑바로 앉아" "네 자리에 가서 앉아" "얌전히 앉아 있어야지"라는 말을 질리도록 들어야 한다. 그렇다. 이런 말들이 자주 반복적으로 쓰이고 있다는 사실은 의자에 앉는 것은 자연스런 움직임이 아닌 인위적으로 교육해야 하는 억지스런 행위라는 증거다. 지성적이고 도덕적인 인간으로 길러 내려면 이런 교육이 선행되어야 한다는 믿음은 아직도 사람들 마음에 깊이 자리한다.

어른들은 겉으로 보기에 아이들이 차분해져 공부에 몰입하는 모습에 흐뭇해한다. 그들의 몸과 마음에 어떤 현상이 일어나는지는 관심이 없다. 운동 감각적 발달이 최고의 뇌 교육이자 지능 발달에 최우선이라 알고 있는 부모들마저 크게 다르지 않다. 그저 태권도나 체육 활동 학원에 보낼 뿐이다.

아이들을 의자에 붙잡아 두는 것이 정말 중요한 교육 환경일까? 책상 앞에 앉아 있는 아이들을 살펴보라. 몸을 어딘가에 기대고, 웅크리고, 상체를 비틀고, 엉덩이를 들썩이고, 다리를 떤다. 그러다 의자에 계속 앉아 있을 수밖에 없음을 인식하고는 고개를 떨구고 굴복과 포기의 감정을 몸으로 묘사한다. 자주 어른들의 눈치를 살피면서 그들이 볼 때만 그들로부터 배운 바른 자세를 취했다가 풀어 버리기를 반복한다. 누군가에게 인정받기 위해 요구를 들어 주는 척하는 기만과 속임수를 아이들 내면에 심고 있는 것은 아닌지 진지하게 숙고해 봐야 한다. 독일의 철학자이자 역사가인 하요 아이코프Hajo Eickhoff는 "의자는 온순한 사람들로 하여금 사회적으로 비판적이고 적극적인 사람이 되지 못하도록 만드는 진정제sedative 역할을 한다"고 말했다.

건강한 생명체라면 의자가 몸을 물리적으로 구속하는 것에 반발하고 스스로를 각성시켜 온전한 탄성 구조체로 재건해 낼 것이다. 이런 내적 지성이 아직 살아 있는 아이들을 의자에만 붙잡아 두려는 것은 인간의 몸과 마음에 대한 무지에서 비롯된 그릇된 신념이다.

왜 의자가 문제인가?

의자 자체에는 아무런 문제가 없다. 그러나 의자에 앉으면 사람에게 문제가 생긴다. 의자를 잘못 사용하는 사람은 의자에 지배된 결과를 감당하게 된다.

일반적인 의자 형태를 떠올려 보자. 4개의 다리가 사각의 상판을 받치는 구조에 등받이가 연결되어 있다. 추가로 팔걸이, 목 받침대, 발 받침대, 바퀴, 스프링, 기울임 장치 등이 필요에 따라 설치된다.

의자(일반 의자 기준)에 앉는 자세를 관찰해 보자. 직각으로 이루어진 의자 위에 앉게 되면 발목, 무릎, 고관절, 골반과 척추는 직각 형태로 거의 90° 가 된다. 무릎 높이의 의자 상판에 엉덩이가 접지되려면 직각이 될 수밖에 없다. 일상에서 무릎이 직각인 상태를 계속 유지할 때는 의자에 앉았을 때뿐이다. 의자 없이 계속 그럴 수 있는 사람은 없다. 그러니 몸이 의자 구조에 맞춰지는 셈이다. 아마 이것이 자연스러운 일이라면 아무런 문제도 생기지 않았을 것이다.

개인의 지성, 직위, 취향에 상관없이 의자에 앉는 순간, 인체 구조에 미치는 중력이라는 물리 법칙이 모든 사람에게 엄격하게 적용된다. 자연의 몸과 인공적 의자와의 불편한 만남이 시작된다.

우리 몸의 기본 형태는 제일 위에 머리가 있고 두 발이 땅을 딛고

서 있다. 먼 곳을 내다보며 걷고 뛰어다니도록 수만 년에 걸쳐 진화해 왔다. 그러나 불과 200년도 안 되어 문제가 생겼다.

두 발이 아닌 골반뼈에 상체 무게를 계속 떠받쳐야 하는 상태에서는 신체 기능이 확연히 달라진다. 의자의 모양이나 기능과는 상관없이, 의자에 앉아 작업할 때 팔다리와 머리를 움직이는 섬세한 신경과 근육, 인대와 관절 등이 운동 역학적인 조화를 이루지 못하게 된다. 의자에 앉는다는 행위에는 한 자세로 움직이지 않고 몸을 고정시킨다는 의미가 내포되어 있다.

두 다리로 서고, 걷고, 뛰어다니던 생명체가 의자라는 사물에 고정

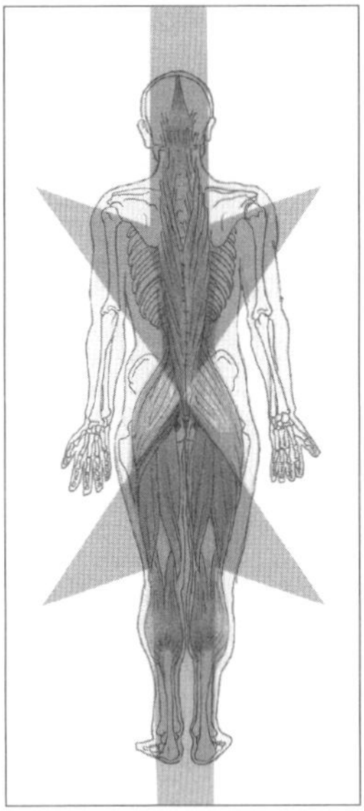

서 있을 때 자연스런 중력 처리

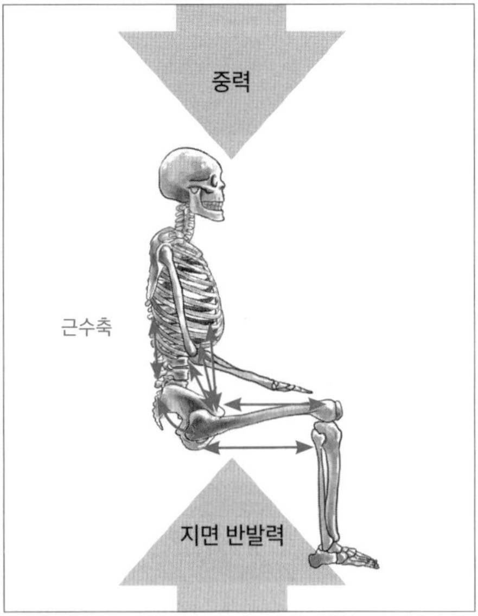

의자에 앉았을 때 골반부 최하부에 집중되는 중력 처리

blocking 되어 가는 탓에 다음의 7가지 문제가 드러난다.

1. 척추 만곡의 변화

척추는 원초적인 힘을 율동시키며 강력한 생명 활동을 이루어 내는 신비로운 신체 기관이다. 사람의 척추는 대나무처럼 곧게 세워진 직선 형태가 아니라 완만한 곡선을 그리는 만곡 형태다. 경추와 요추는 앞으로 곡선을 그리는 전만, 흉추와 천추는 뒤로 곡선을 그리는 후만의 형태를 띤다. 모든 자연계의 생명체들이 곡선과 나선으로 움직이도록 디자인된 것처럼.

정상적인 척추 만곡은 중력에 대응하는 관절과 근육의 힘을 효율적으로 분산시켜 불필요한 피로를 줄이고 탄력적인 균형 상태를 이룬다. 척추는 척수에서 나온 말초 신경들이 추간공(척추와 척추 사이 관절이 만들어 낸 공간)으로 잘 드나들게 기능하는 자연

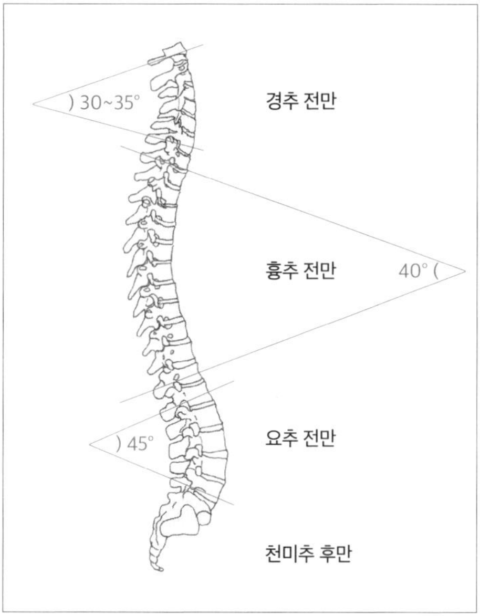

척추 만곡도

적 건축 양식이기에 그 만곡의 정도가 건강의 중요한 지표로 쓰인다.

그러나 의자에 앉을 때 이러한 기능에 커다란 생체 역학적 변화가 일어난다. 서 있을 때의 요추 만곡도(40~60°)는 의자에 앉는 즉시 급격히 변화한다. 서 있을 때 약 180°를 이루던 척추와 대퇴골이 의자에 앉아 약 90°가 되면서 앞으로 곡선을 그리던 요추 전만을 변화시키기 때문이다. 의자에 앉아 고관절이 60° 이상 접히면서 골반 중심축을 후방으로 회전시켜 요추 전만을 수직에 가깝게 만들도록 되어 있다.

이 현상으로 중력에 대응하는 척추의 탄력적인 스프링 역할이 급감한다. 척추 관절과 등 쪽 근육들이 늘어나면서 과긴장strain 상태가 될 수밖에 없다. 이 상태에서 몸통을 앞으로 기울인다면(40° 이상) 요추 4번과 5번 디스크는 정상 위치에서 벗어나 무리한 압력을 받게 된다. 이것이 의자에 앉으면 다리는 편한데 허리가 눌리게 되는 이유다. 아무리 건강한 사람이라도 어린아이라도 누구라고 할 것 없이 모두에게 일어나는 생체 역학적 현상이다.

위의 상황에서 우리 몸은 허리 긴장을 이완시키려고(요추 만곡도 회복) 등받이에 기대기, 책상에 기대기, 의자 기울이기, 몸 흔들기, 다리 위치 바꾸기, 기지개 켜기 등의 행위를 본능적으로 반복한다. 모두 과긴장과 피로를 해소하려는 우리 몸의 본능적인 움직임들이다.

이론상으로 등받이가 뒤로 기울어지는 의자에 몸통을 뒤로 기울여

90° 였던 척추와 대퇴골이 120° 이상이 되면 요추 만곡은 정상 회복된다. 하지만 이 상태에서는 휴식만이 가능하다. 만일 이 상태로 일하려고 한다면 시선에 맞춰 모든 물건을 천장에 매달아야 할지도 모른다.

생체 역학적으로 가장 단순한 해결책은 몸통을 뒤로 기울이는 것이 아닌 다리(대퇴부) 부분을 30° 가량 아래로 더 기울여서 앉는 방식이다. 그럼 척추와 다리가 약 120°를 이루는 상태가 된다. 인체 공학적이라 불리는 의자들은 대부분 상판 앞쪽이 약 20~30° 아래로 기울어지고 무릎을 받쳐 주는 지지대가 보조 장치로 있다. 그러나 이것

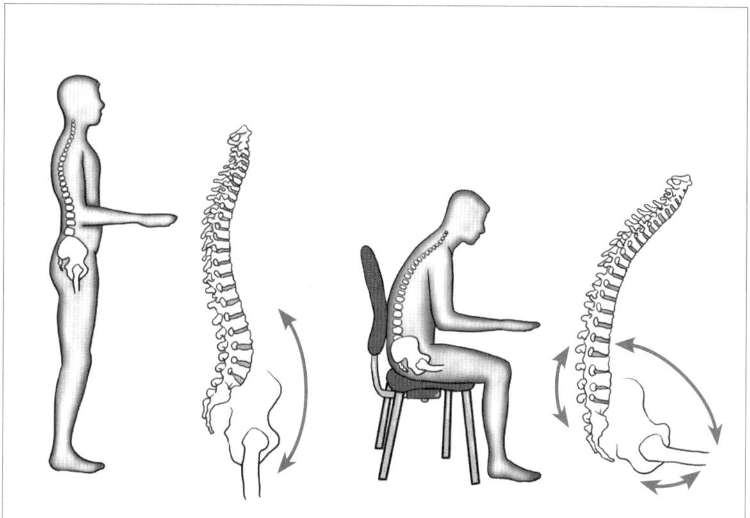

서 있을 때 척추 전체로 분산되는 압력　　**의자에 앉을 때** 요추에 집중되는 압력

은 어디까지나 의자 구조를 단순 응용한 것이라 다른 문제들까지 해결할 수는 없다. 우리가 직면한 문제는 어떤 의자와 역학적 자세가 더 올바르냐가 아니다. 어떤 식으로든 의자에 앉으면 몸이 고정될 수밖에 없다는 사실이다.

2. 접지와 중심 컨트롤

의자에 앉을 때 엉덩이 제일 아래 위치한 좌골(坐骨)이라는 골반뼈의 일부가 의자에 닿아 접지(接地, ground)된다. 두 발바닥 대신 좌골이 중력을 마지막으로 처리하는 기능을 한다. 엉덩이 면적이 발바닥 면적보다 넓기에 서 있는 것보다 안정적이라 생각할 수 있다. 그러나 겉보기와 달리 전체 엉덩이에서 가장 직접적으로 접지되는 좌골은 둥글게 융기된 작은 부위다(직접 자신의 좌골을 손으로 만져 보라. 121쪽 참조).

바퀴 모양의 둥근 좌골이 의자에 실제로 닿는 면적은 백 원짜리 동전 크기 정도다. 경우에 따라 고관절과 꼬리뼈가 접지될 수 있지만 엉덩이 근육에 감싸여 있어 실질적인 역할은 하지 못한다. 의자에 앉으면 서 있을 때 비해 체중이 실리는 면적이 매우 좁아지는 반면 압력은 더욱 높아진다. 결국 발바닥 면적보다 훨씬 좁다.

발바닥을 대신하는 좌골이 큰 골반과 무거운 상부 체중을(머리, 몸통, 팔) 중력 방향으로 내딛게 하는 최하부 구조물이 된다. 게다가 골

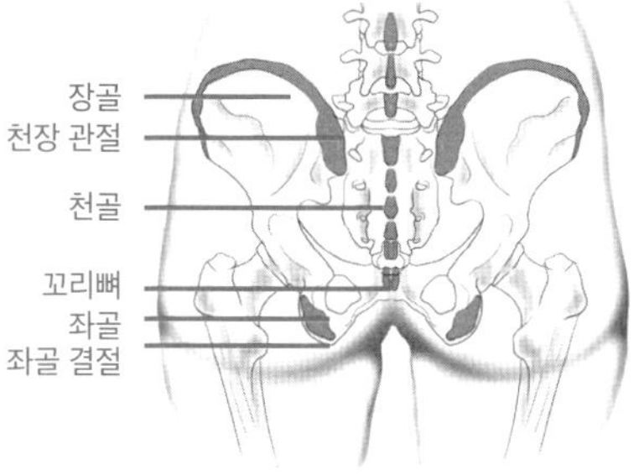

골반과 좌골 위치

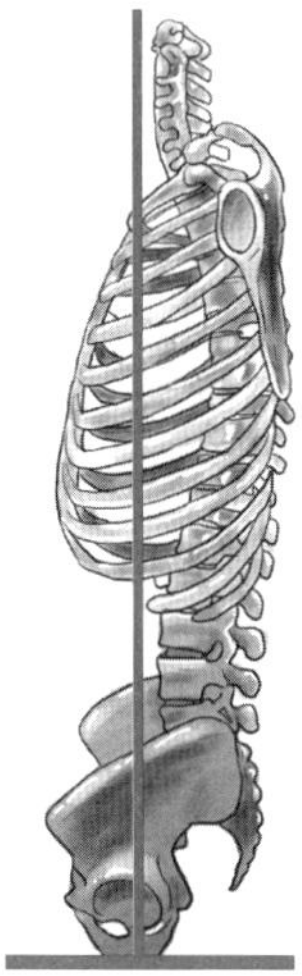

좌골로 내려오는 체중

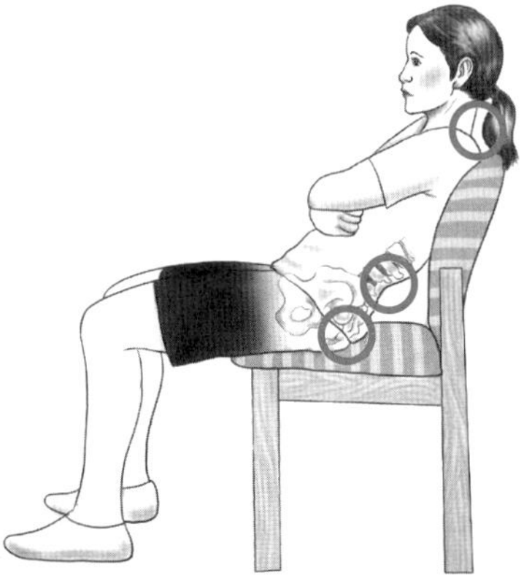

천골과 꼬리뼈를 누르고 앉은 자세

반 부위는 발처럼 감각과 운동 반사 신경이 잘 발달되지 않아 안정된 지지대 역할과 긴밀한 반작용을 처리하는 기능이 매우 떨어진다.

몸의 접지점이 몸통 정위 반사trunk righting reflex(몸통을 중심 잡힌 상태로 회복하는 반사)만 가능한 좌골 부위로 바뀌면서, 다른 움직임에 필요한 섬세한 신경의 중심 통제 기능이 부족해져 몸은 쉬 피로해진다.

골반 구조는 본래 역할이 아닌 다른 엉뚱한 역할을 대신 수행하는 셈이다. 결국 신경계에서는 '에러error' 신호를 자주 발생시킬 수밖에 없다. 부정확한 운동 인지와 역학적 문제 때문에 생기는 이런 교란 신호들은 장시간 스트레스를 일으키게 된다. 해결되지 않으면 우리 몸은 어쩔 수 없이 이 상황에 적응해 버리고 만다. 이때 다른 부위의 근육들이 대신 일을 거드는 보상 반응을 하게 되어 에너지 소모율은 매우 커진다. 그런데다 근육들마저 지치게 되면 이들을 대신해서 척추 뒤에 붙어 있는 인대들이 뒤로 밀려 나가는 척추 관절을 최대한 붙들려 한다. 팽팽히 늘어난 인대들의 상태는 위에서 눌려 내려오는 체중을 감당하지 못하고 그대로 굳어 간다. 이런 상황을 모른 채 계속 구부정하게 앉아 있거나 등받이에 의존하면, 오래가지 않아 근육의 유연성은 상실되고 불필요한 근육 긴장 및 통증이 나타난다.

의자를 사용하는 한은 좌골 이외 다른 부위(고관절, 무릎, 허리, 복부)에 체중을 싣는 것은 매우 불합리한 결과를 초래한다. 의자에 앉을 때 좌골로 앉아야 한다는 사실을 아는 사람은 의외로 드물다. 좌골로 앉아야 근육이나 내장기들에 체중을 기대는 나쁜 습관을 예방할 수 있다.

우리 몸은 골격계의 역학적 효율성이 자연적으로 잘 발휘되어 체중(중력)을 분산시킨다. 뼈들이 온전한 위치와 연결을 이룰 때만이 근육과 신경의 운동 작용, 인대 조직의 탄력성, 근막의 구조적 통합들이 모두 조화로워진다. 그러나 의자에 앉게 되면 이 조화로움은 일시에 흐트러진다. 의자에 놓인 우리 엉덩이뼈의 접지 면적은 너무 좁고, 주변 근육과 신경들은 앉은 자세를 정밀하게 감각하여 중심을 컨트롤하기에 역부족이다. 이에 고관절이나 천골부가 접지를 도우려다 비틀리고 몸통은 너무 쉽게 무너져 내리는 것이다.

3. 근육의 비협응

의자에 척추를 똑바로(약 90°) 세우고 앉아 있을 때 몸에서는 우리의 기대와 다른 생리적 현상이 일어난다. 등받이에 기대지 않고 의자에 앉은 자신을 관찰해 보자.

엉덩이와 다리 근육들에 힘이 들어가는가?

가슴과 복부 근육들에 어느 정도 힘이 들어가는가?

목과 머리는 어떠한가?

등과 허리는 어떠한가?

가장 많이 힘을 쓰는 부위는 어디인가?

특별한 일을 하고 있지 않다면 대개는 허리 부위에 힘이 가장 많이 들어간다. 즉 척추를 들어 세우는 근육인 '척추 기립근erector spinae'이 강력한 수축 상태가 된다. 척추 기립근은 대개 다리 근육들과 함께 일하는 데 의자에 앉으면 독립적으로 일하게 된다. 이는 의자에 앉을 때 외에는 거의 일어나지 않는 비협응적 운동 현상이다. 다리는 편해지나 허리에는 힘이 더 들어가 긴장하게 된다.

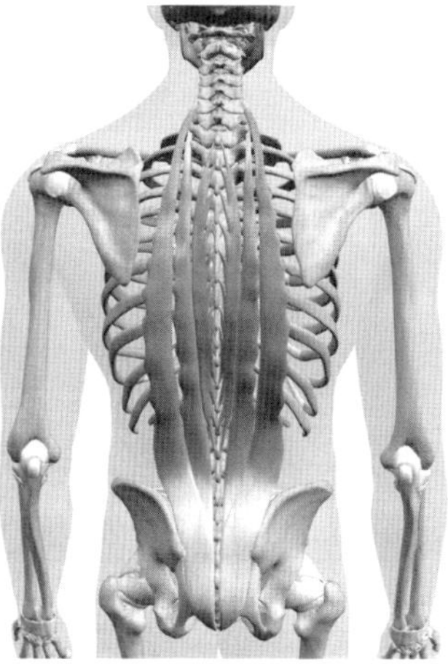

척추 기립근

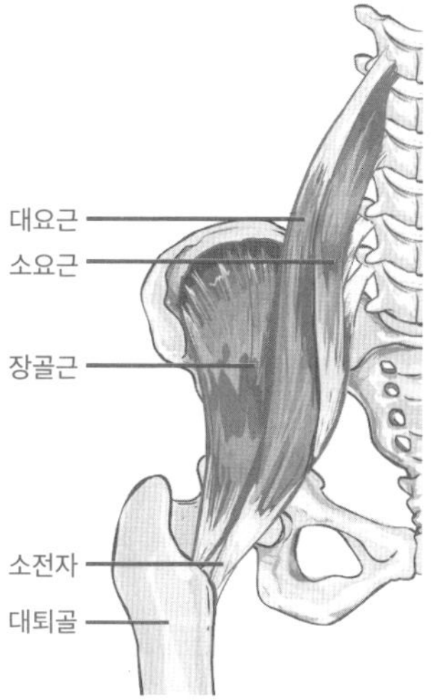

장요근

장요근 장골근과 대요근을 합쳐서 장요근이라고 한다. 장골근은 장골의 전면에서 시작되고, 대요근은 제12흉추와 요추 추체 및 늑골 돌기에서 시작하여 함께 서혜부를 거쳐 공통의 건(腱, 힘줄)을 만들어서 대퇴골 소전자에 닿는다.

이로 인해 척추 기립근에 무리가 오면 보상되어 장요근(요추 앞쪽의 다리 굴곡근)이 단축된다. 심할 경우 횡격막과 장기들이 아래로 처지고 엉덩이 주변 근육들이 무력해진다. 무릎을 구부린 상태가 오래 지속되면서 대퇴 뒤쪽 햄스트링 근육이 스트레치되지 못해 단축 상태는 만성화된다. 또한 의자 상판 모서리에 짓눌리는 대퇴 뒤쪽 근육, 대퇴 정/동맥 혈관, 좌골 신경 등을 압박한다. 의자에 앉은 자세가 이미 비협응 상태이지만 오랜 기간 적응되어 이상하다고 느끼지 못할 뿐이다.

협응coordination이란 신체가 최대한 효율적으로 움직이도록 전신 기능이 상호 협력하는 작용을 말한다. 두 발로 서 있으면 척추 기립근은 최소한 둔근, 햄스트링, 장요근, 복근, 대퇴직근 들과 서로 긴밀하게 협응하여 조화로운 상호 작용을 수행한다. 하지만 의자에 앉으면 이러한 협응력은 매우 약해지고 척추 기립근만이 주로 척추를 세우는 역할을 도맡게 된다. 결국 척추 기립근은 오래가지 않아 피로한 상태에 이르고 수축시켰던 힘을 놓아 버릴 수밖에 없다. 몸의 중심 기둥인 척추를 세울 뼈대와 근육의 감각과 힘이 약해지면 어쩔 수 없이 자신의 몸에 스스로 기대듯 신체 안쪽 조직과 장기들의 공간에 힘이 밀려 들어가게 된다. 마치 무너져 내린 건물처럼 겨우 형태를 유지한 채 다른 일에 의식을 빼앗긴다.

이런 상태에서 의식을 외부에 집중하느라 몸이 의자에서 벗어나지 못하면 중력을 이기지 못해 신체는 찌그러지듯 엄청난 긴장 상태로 빠져든다. 점진적으로 몸의 운동 감각이 둔감해지면서 척추를 무너트려 구부정하게(마치 자신의 척추를 어딘가에 기대려 하듯) 만들어 힘이 빠져 버린다. 이때 긴장했던 모든 근육들이 일시적으로 이완되면서 잠시 편안한 기분이 들고 멍하게 된다. 바로 이 순간이 의자에서 일어서야 할 마지막 기회다. 왜냐하면 우리 뇌는 비협응적 수축 반응을 해결하는 것보다 의지적으로 마음을 쓰는 일에 더 중요성을 두기 때문이다. 따라서 원하는 일의 목적을 성취하려는 열망 때문에 피로한 척추 기립근과 대신 일하는 마지막 보류인 인대 조직마저 그대로 방치된다.

의자에서 일어설 마지막 기회를 무시하고 계속 목적과 결과를 위해 몸을 고정시키기로 결정하는 순간, 허리에 강한 힘이 들어가고 몸통을 아래로 내리누르면서 동시에 머리를 세우고 정면을 응시하려 한다. 매우 복잡한 신경 교란과 긴장 반응이 안팎으로 비협응적으로 부조화스럽게 일어난다. 이때 목뒤 근육들이 필요 이상 강하게 수축되어 경추 신경들이 압박받기 시작한다. 경추 3, 4, 5번에서 횡격 신경phrenic nerve이 빠져나와 주로 호흡할 때 많이 이용되는 횡격막 근육을 수축 이완시키는데, 이 기능이 약해지면 횡격막과 주변 호흡근들은 몸통을 세우는 보조 역할을 포기하게 된다. 따라서 폐활량과 흉복부 압력이 변하면서 호흡 기능이 저하되어 세포의 기체 교환에 무리

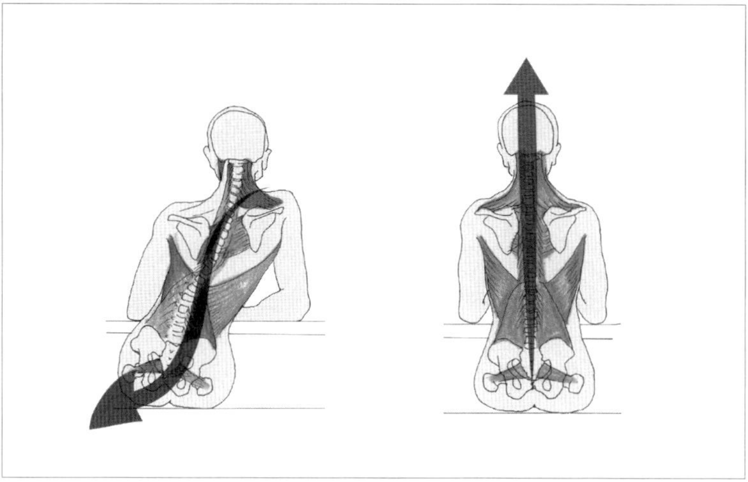

비협응 **중심 컨트롤** 협응

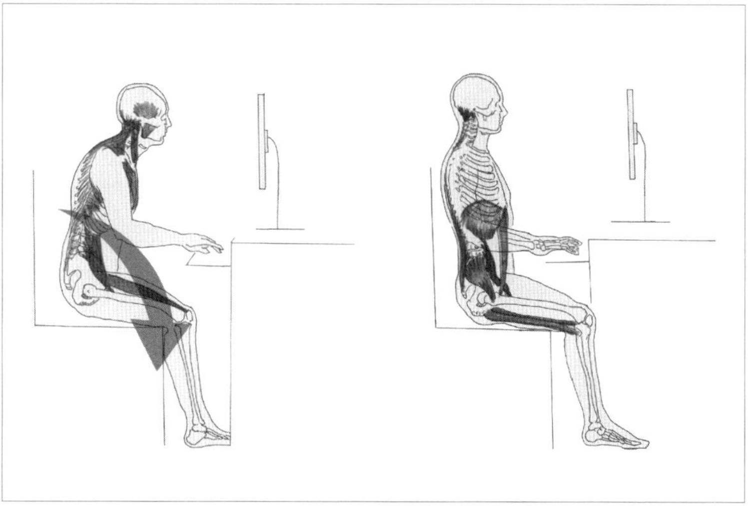

비협응 **앉은 자세** 협응

수가 발생한다. 모든 생체 대사에 문제가 생기고 장기 기능도 약화된다. 신체 탄력도는 떨어지고 척추 관절과 디스크에 가해지는 압력은 정상치 이상으로 치솟게 된다.

4. 손 사용

인간은 직립 보행을 하는 덕에 손을 자유롭게 쓸 수 있다. 가슴 중심부 흉골에 매달리듯 연결된 쇄골은 어깨의 가동 범위를 넓혀준다. 따라서 팔은 하체와 역동적인 관계 속에서 힘을 더 크게 쓸 수 있다. 그러나 어깨에서 이어지는 팔은 아래로 늘어뜨려져 구조적으로 몸통(척추)과 같은 방향성을 띠며 내려져 있다.

의자에 앉으면 다리는 거의 휴식 상태가 되어 팔과 협응하여 기능하는 신경 활동은 자동으로 억제된다. 팔을 위로 뻗고 매달리거나 끌어당기는 행동을 하지 않는 한, 어깨는 계속 아래로 축 처지거나 긴장이 되면 머리 쪽으로 들려진다. 하체와의 역학 관계가 약해질수록 아래로부터 올라오는 연속적 힘grounding이 팔로 전송되지 못한다. 따라서 팔과 어깨는 다리의 근육들과 협응되지 못한 채 무기력하게 몸통에 밀착해 의존하게 된다.

팔은 주로 팔꿈치를 구부려서 손을 앞에 놓고 사용하게 된다. 이 상태에서 어깨와 팔의 무게가 몸통에 실리고 몸통의 중심부인 척추에 영향을 준다. 어깨와 팔은 늑골과 복부에 지속적으로 강한 힘을 내리

누르게 된다. 그 결과 앞으로 굽은 어깨와 굽은 등의 원인이 의자 앉기와 관련이 깊을 수밖에 없다.

의자에서 일할 때 손은 주로 앞쪽을 향해 있다. 이 기능으로 상체 활동이 긴밀해지지만 의자에서는 중심 컨트롤이 쉽지 않아 상체가 무너지는 원인이 된다. 팔이 앞으로(동시에 위로 또는 아래로) 돌아가는 현상이 접지와 중심을 잡는 중요한 기능을 2차적으로 방해한다. 이로 인해 어깨와 머리가 앞으로 나오면서 흉추는 뒤로 돌출하게 된다. 그 결과 소흉근, 흉쇄유돌근, 상부 승모근 등이 만성적으로 짧아지며 머리의 자연스런 방향(위, Up)이 사라진 대신 앞과 아래로 당겨져 일자 목(거북목)을 만든다. 연쇄 현상으로 명치 주변의 복근막과 횡격막이 긴장하며 몸통 전체가 C자형으로 구부러진 자세로 굳어간다. 여기에 등받이를 뒤로 밀며 기대는 습관이 더해질 경우 타고난 체형도 변형될 수 있다.

의자와 책상 간의 거리가 좁을수록 횡격막 아래쪽 장기들이(위, 간, 췌장, 담낭, 십이지장 등) 몰려 있는 상복부가 책상 모서리에 기대며 눌리게 된다. 양쪽 좌골로 체중을 지지하던 상태에서 한쪽 팔꿈치와 한쪽 좌골로 지지하는 상태로 변화한다. 이때 폐와 심장을 비롯한 모든 장기들이 압박을 받는다. 몸통의 구조가 변화하기 때문에 공간을 확보하려는 장기들의 위치와 압력에 큰 변화가 생긴다. 결국 내장기들 간의 긴장으로 한쪽 복부와 늑골이 상대적으로 더 앞으로 나오며 척추와 골반의 뒤틀림이 심해진다.

더욱이 한 손에 도구(필기구, 식기류, 운전대, 마우스, 공구 등)를 쥘 경우 어깨와 팔의 무게가 한쪽 상부 늑골을 압박하고, 연쇄적으로 횡격막을 비롯한 상하부 장기들의 공간과 움직임에 큰 영향력을 행사한다. 특히 한 손만 사용하는 패턴은 문제를 더욱 해결하기 어렵게 만든다. 결과적으로 몸통이 구부정해진 압박 상태에서 비틀림과 내장 꼬임 현상까지 더해진다. 이것은 의자에서의 여러 불합리한 조건들과 맞물려 몸과 마음에 복잡한 악순환의 고리를 만든다. 늑골 사이 간격이 좁아지고 위치에 변화가 일어나 폐활량이 줄고, 심장의 리드미컬한 맥동과 힘이 저하되며, 횡격막이 처지고 탄력성을 상실한다. 또한 위장관 리듬과 연동 운동을 방해하여 소화와 에너지 대사에 문제를 일

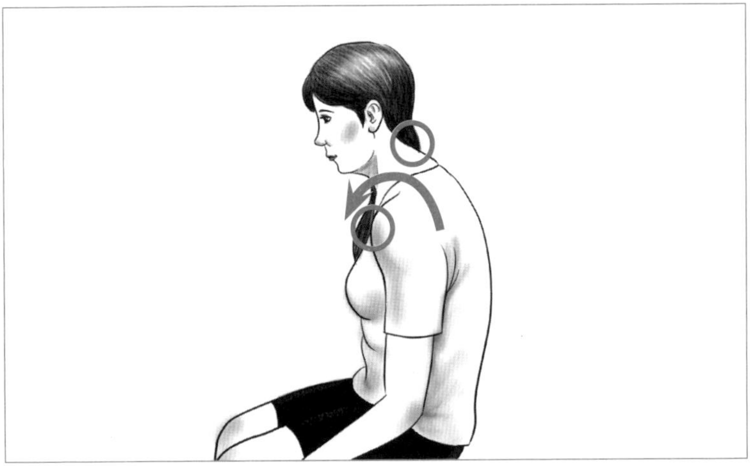

굽은 어깨와 통증 부위

으킬 수 있다.

이런 복잡한 상황이 진행되면서 몸은 피로에서 시작하여 긴장으로, 긴장에서 염증으로, 염증에서 경직으로 이어가며, 경직이 강직성으로 변화되면서 우리 몸은 자유로움에서 점점 더 멀어진다.

5. 등받이 의존

의자에 접지된 몸은 자유롭게 무게 중심을 이동시키지 못하고, 척추 주변 근육들이 앞쪽으로 기울어진 상체를 뒤로 끌어당기며 버티게 된다. 마치 팽팽해진 낚싯대를 뒤로 끌어당기듯이… 척추를 구부렸다 펴기를 반복하면서 최대한 컨트롤하려 하지만 강한 의지의 소유자라도 생리적 피로감은 이기지 못하고 결국 지치게 된다. 피로감을 더 이상 감당하지 못하는 것을 막기 위해 고안한 것이 바로 의자의 등받이다. 뒤로 구부러지는 척추를 받쳐 주는 장치다. 잠시 피로를 풀기 위해 쉴 때는 좋지만, 지속적으로 등받이를 향해 척추를 뒤로 밀어내는 물리적 힘은 척추 마디와 마디의 자연적 정렬을 변형시킨다. 즉, 수직적 중력을 잘 처리하던 척추 분절들에 수평적 힘이 중첩되면서 시간이 흐를수록 뒤로 진행되는 수평적 힘이 점점 더 강해져 척추가 굽혀진다.

사람이 등받이에 기대어 자세를 뒤로 낮추게 되면 척추를 따라 수직으로 내려가던 중력이 뒤쪽과 아래쪽으로 실리게 된다. 아무리 좋은 의자라 해도 몸이 뒤로 밀리면서 아래로 향하는 힘 때문에 의자 상판에 미끌리며 엉덩이가 앞쪽으로 밀려 나가는 물리적 현상을 막을 수 없다. 결국 꼬리뼈가 의자에 걸리고 골반은 뒤로 뉘어져 척추 전체가 C자형으로 휘어지게 된다. 이 상태에서 일을 하려고 고개를 들고 손을 앞으로 뻗으면 갈비뼈들은 마치 아코디언처럼 앞으로 구부러지며 횡격막을 배 쪽으로 내리누르는 현상이 벌어진다.

머리와 어깨는 앞으로, 이에 보상하듯 등은 뒤로 서로 엇갈린 채로 사용된다. 가슴과 복부 근육들이 강한 긴장성 수축을 반복함에 따라 몸통은 구부정하고 웅크린 자세로 점차 굳어 간다. 이러한 신체의 불편함을 본능적으로 해소하려고 강한 힘으로 척추를 곧게 세우려 든다. 하지만 억지로 허리 힘을 써서 곧게 세우는 것은 얼마 지나지 않아 불편하게 느껴져 다시 등받이에 등을 바짝 기대게 된다. 그럼 또 다시 밀려 나가고 또 다시 세우는 지극히 피곤한 일이 반복되는 악순환이 벌어진다.

등받이는 필요할 수 있다. 그러나 등받이에 몸을 잘못 기대는 습관 때문에 문제가 생긴다. 좌골로 접지된 상황에서도 등받이에 몸을 기대면 골반이 뒤로 무너진다. 이때 우리 몸은 의자 상판과 등받이 사이에 부적절하게 끼인 상태가 된다. 그러나 우리 뇌는 이 상태가 편안하다는 느낌에 깊이 빠져 좀처럼 변화를 선택하기 어렵게 된다. 등받이에 잘못 기대는 습관으로 자신의 상체 무게만큼의 중력이 요추

3, 4, 5번을 집중해서 짓누르게 된다.

등받이에 기대더라도 좌골이 체중을 받친 상태에서 등받이가 보조로 사용되어 무게를 분산시켜야 한다. 의자 생활로 척추가 약해질수록 등받이 기울임이 더 많이 뒤로 기울어진 가구들이 오히려 유행한다. 등받이에 몸을 완전히 내맡긴 채 뒤로 20° 이상 기울어진다면 하고 있던 업무를 멈추고 잠시 쉬는 것이 좋다. 그러나 대부분 이런 자세에서 무언가 계속하려는 경향이 강하다. 등받이에 기대는 순간 피로가 사라지는 편안한 기분에 게임이나 잡지를 들여다본다. 그러나 허리의 피로가 줄어든 대신, 머리를 수직으로 세우는 근육에는 피로도가 늘어 경추는 전만곡 상태를 잃고 일자 목이 된다. 목과 어깨 그리고 팔과 손의 통증 대부분이 이런 사소한 습관에서 비롯된다.

등받이를 잘못 사용하고 의존도가 높아질수록 만성적 문제들과 연결된다. 대표적 질환이 추간판 탈출증disc hernia이다. 일명 '디스크'라 불리는 현대인들의 상징적인 질환이다. 하지만 이 문제의 가장 큰 원인이 의자 때문이라는 사실은 쉽게 인정하지 못하는 분위기다. '2. 접지와 중심 컨트롤'에서 설명했듯이 척추 기립근의 비협응과 피로는 척추 후면의 후종 인대(척추뼈 몸통과 척추 사이 원반 뒷면을 따라 붙어 있음)와 극간 인대(척추뼈의 가시 돌기 사이를 연결)를 무리하게 늘린다. 이로 인해 척추 사이에 강력한 완충 장치인 디스크에 가해지는 압력이 앞쪽으로 쏠리면서 디스크 수핵과 후방 섬유륜이 뒤쪽으로 밀려나

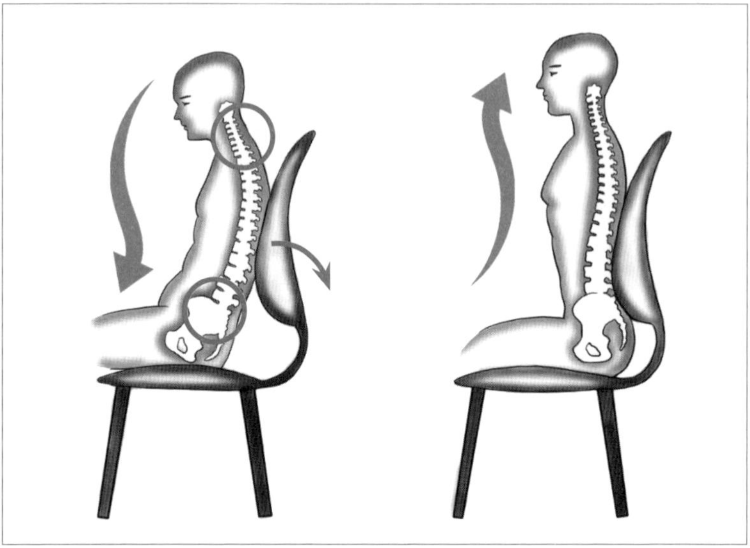

등받이 사용 X　　　　　　　　　　등받이 사용 O

게 된다.

의자 상판이 몸을 직각으로 앉게 유도한다면 등받이는 이것에 더해 근육을 약화시키고 자연스런 역학 관계를 무너트린다. 결국 등받이 의존도가 높아질수록, 없으면 지탱이 힘들고 기댈수록 근육과 관절이 약해지는 이러지도 저러지도 못하는 아이러니한 상황에 빠지고 만다.

현대인들은 분명한 목적과 결과가 있는 조직 내에서 과도한 업무량 때문에 심적 스트레스를 그때그때 해소시키지 못한다는 것이 문제다. 그 인고의 시간을 하필 의자에 몸을 고정시킨 채 보내야 한다.

오랜 시간 등받이에 의존하며 일하다 무의식적으로 몸을 갑자기 일으키는 순간 마치 전기 감전 같은 충격을 흔히 경험한다. 이것이 쌓여 병원 치료로 이어지고 막대한 경제적 손실은 물론 삶의 질을 떨어뜨리고, 국가 보건 차원의 문제로까지 대두되고 있는 실정이다.

6. 습관들

이미 잘 알고 있는 익숙한 행동일수록 습관은 더 많다. 의자는 매우 익숙한 사물이고, 생존에 위협을 줘서 신경 쓰이게 하는 것도 아니다. 그러니 그냥 막 앉아도 되는 것으로 인식한다. 의자에 어떻게 앉을지 생각할 필요 없이 몸이 자동 반응할 정도다. 그러나 우리가 의자를 의식 없이 익숙한 대로 막 대하기에는 우리에게 너무 많은 지배력을 행사하고 있으며, 때론 파괴적이기까지 하다.

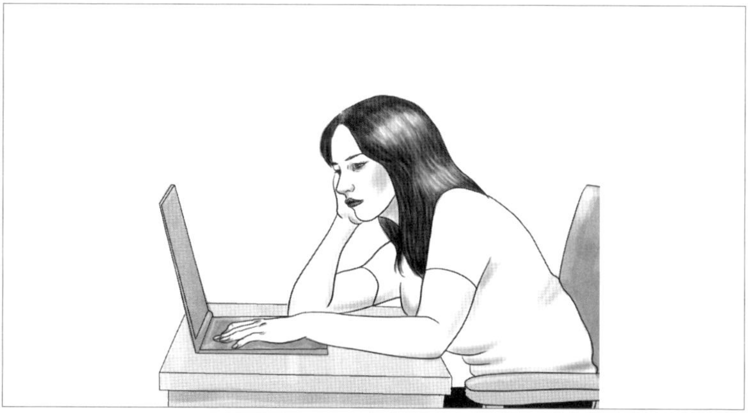

턱을 괴는 습관

책상 위에 책과 노트를 펼치고 장시간 공부하는 학생의 자세를 떠올려 보자. 의자 위에 엉덩이를 올려놓고 한 손에는 필기구가 들려있고, 다른 한 손은 책상에 팔꿈치를 얹어 앞으로 기울어진 상체를 받친 채 공부한다. 시간이 경과하면서 책상 위에 얹었던 손은 턱을 괴고 머리를 기울여 피로감을 줄이려 한다. 추가로 한쪽 엉덩이로 비스듬히 앉거나 다리를 꼰다. 이런 습관은 결국 골반과 척추, 턱과 안면 그리고 목뼈까지 비트는 현상을 초래한다. 두통이 잦고, 이유 없이 짜증이 나며, 어지럼증도 흔하게 일어난다.

의자에 앉으면 발목, 무릎, 골반, 척추가 직각의 역학 관계를 이룬다. 점차 좌골로 중심 잡는 것이 힘들어지면서 불안정성을 모면하려 다리를 꼰다. 다리 꼬는 행위가 반복되면 그대로 무의식적으로 학습된 버릇이 된다. 다리를 꼬지 않으면 불편하다고까지 느끼게 되어 나쁜 줄 알면서도 하지 않을 수 없다. 그 결과 좌/우측 좌골에 체중이 각기 다르게 분산되고 체중이 편중된 좌골은 운동과 감각의 인식에 큰 오류를 발생시킨다. 감각 인식 오류faulty sensory appreciation로 인해 뇌에서는 그것이 올바르게 인식된 것으로 착각하고 같은 조건이 주어지면 유사한 반응을 명령하게 된다. 즉 의자에 계속 앉는 조건이 주어지면 자신도 모르는 사이에 한쪽 다리가 올라가고 이것이 더 편하다고 인식하게 된다.

이런 오류와 습관이 수정되기 전까지 고관절은 계속 비틀어진다.

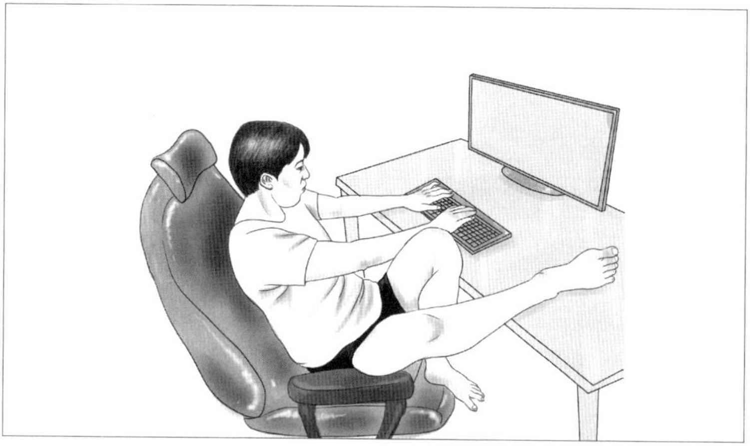

몸을 방치하는 습관

상체 무게를 받치는 천장 관절sacroiliac joint(천골과 장골을 잇는 관절)과 인대에 부하가 걸려 늘어난다. 그러면 좌/우측 골반대 근육들이 서로 다르게 이완이나 수축되면서 무게 중심점이 달라지고 천골sacrum마저 비틀린다. 이 현상으로 골반 위 구조물들이 중력에 대응하는 운동 감각의 편차가 생기면서 좌우측 근육, 장기, 신경 등에 불균형이 일어나서 전체적으로 부조화 현상이 일어난다. 사실 이러한 세밀한 내용들까지는 몰라도 괜찮다. 그러나 적어도 자신의 불편함과 행동 습관을 자각하지 못하면 의자에서 일어나는 엄격한 물리 법칙의 결과가 고통을 일으킨다는 점은 알아야 할 것이다.

몸은 이 모든 과정을 저장한다. 이 상태의 장력에 맞춰 생체 탄성 조직들을 재구성하고 구조적 긴장 패턴을 기록한다. 그 결과 같은 자세를 자주 취하고 싶고, 같은 자세를 유지하려는 경향이 생긴다. 우리 몸이 의자에 의존함으로써 우리가 디자인한 의자에 의해 우리 몸이 다시 디자인되는 셈이다.

이처럼 수없이 반복되어 생겨나는 나쁜 습관은 좀처럼 바뀌지 않는다. 아무리 매스컴에서 강조해도 아무 소용없다. 감각 인식 오류가 수정되고 습관이 바뀌지 않는 한 아무리 값비싼 의자를 사용한들 소용없다. 바른 자세를 아이들에게 교육하고 강조해도 아이들에게는 지겨운 잔소리일 뿐이다. 어른들도 마찬가지다. 의자에서의 습관은 거의 본능적으로 나오는 회피 반응과 내밀한 보디랭귀지로 짜여 있기 때문에 쉽게 변화시키기 어렵다. 분명한 사실은 인간은 심신 통합적 유기체이기 때문에 기계에 적용되는 단순 논리와 계측법으로는 나쁜 습관들을 해결할 수 없다는 점이다.

7. 심신 불안정

대부분의 사람들이 의자에 앉으면 몸도 편안해지고 마음에도 여유가 생길 것이라 생각한다. 하지만 의자에 앉는 순간부터 몸을 흔들거나 비틀거나 안절부절하는 사람들이 매우 많다. 정서 불안이 아닌 매우 자연스런 반응이다. 이런 현상을 강제로 고정시키려 할 경우 몸은 더욱 긴장하고 감정은 다른 방식으로라도 표출된다. 건강한 사람일수록 의자에 대한 몸부림이 더 나타난다. 아이들은 의자 뒷다리를 들리게 하여 몸과 중심을 맞추고 다리를 의자 아래로 넣고서 엉덩이로 의자를 흔들며 긴장을 해소시킨다. 이것은 결코 산만한 것이 아니라 건강히 살아 있는 것이다. 자신의 상태를 알게 하는 감각이 잘 발달된 사람은 자세를 자주 수정할 줄 안다. 의자가 만들어 내는 물리적인 비효율성과 자연스럽지 못함을 정확히 파악하고 자신에게 맞는 최선의 방식을 만들어 낸다.

의자만큼 정신적으로 의존하게 하면서 동시에 육체적 고통을 주는 사물이 또 있을까? 많은 사람들이 의자가 정신적 문제까지 일으킨다고는 생각하지 못한다.

뇌 기능의 80% 이상이 감각과 운동을 위해 존재한다. 감각-운동 기능에 기반하여 생존에 필요한 모든 프로그램이 신경 네트워크에 정교하게 짜인다. 새로운 행동 양식을 배우면 기억과 학습을 비롯한 모든 인지 능력도 함께 향상된다. 이것은 오랜 진화 과정 속에서 이루어 낸 놀라운 혁신이다. 그러나 앞서 설명한 6가지 요인들이 복합적으로 작용하면서 두뇌와 신경망에도 악영향을 미치게 된다.

의자를 잘못 사용하면 근육과 관절 그리고 내장기들을 긴장시켜 조직 구조와 운동 방향성을 바꿔 놓는다. 또한 정상 범주에 있던 척추 만곡도는 점차 정상 범위를 벗어나면서 비틀린다. 그럴수록 중추신경(뇌, 척수)이 교란되고, 말초 신경(자율 신경, 체성 신경) 또한 과잉 흥분 또는 과잉 억제되어 정상 범주를 벗어나게 된다. 그러면 말단 신경 소체에서 올라가는 부적절한 감각 신호들이 교란되어 수용되고 대뇌에서의 잘못된 명령이 내려짐에 따라 비정상적인 근수축과 이완을 일으키게 된다. 이런 악성 신호들이 만성화되면 체성 신경계는(운동과 감각) 점차 자율 신경계의 자동 통제 기능을 교란시켜 생리적 효율성을 떨어트린다.

그 결과 혈액과 림프 순환 저류, 소화 불량, 근육 긴장과 피로 물질 누적, 생리적 대사 속도 변화로 면역력이 약해진다. 이 상태가 어김없이 감정과 기분으로 표출된다. 심하면 대뇌 기능 저하로 이성적 사고 기능이 떨어지면서 쉽게 흥분하고 우울해진다. 자신의 욕구와 생각을 명료하게 관찰/자각하지 못해 무분별한 언행이 습관화되어 인간관계의 갈등까지 초래된다. 결국 자신이 자신을 오해하고 자신의 문제를 해결하지 못한다.

자신의 상태를 종합적으로 인지하는 뇌의 총사령부 전전두엽 prefrontal cortex은 균형을 잃은 신경계의 흥분과 척추 주변 근육의 긴장 때문에 혈액을 충분히 공급받지 못하게 된다. 점차 최종 집행 능력과 감정의 뇌를(변연계) 적절히 통제할 수 없게 되고, 감정 조절 이상과 심리적 불안이 수반되며 인지 능력이 약해진다. 만일 어려서부터 그럴 경우 심신 불안정, 정서 불안, 감정 조절 이상으로 이성적인 자기 통제력이 발달하지 못하게 된다. 쉽게 짜증이 나고, 분노 조절이 잘

안 되며, 잡념이 많아져 항상 불안하여 모든 일을 부정적으로 해석한다. 상황에 대한 인지 부족과 자기 왜곡이 일어나 심리적으로 콤플렉스가 진행된다. 이렇게 문제 해결에 필요한 실마리는 점차 미궁 속으로 빠져든다. '그런' 자세는 그런 감정을 느끼게 하고, '그런' 생각이 나게 만든다. '그렇게' 생각을 하기 때문에 그렇게 말하고 행동한다.

결국 여러 면에서 스트레스 해소가 어려운 상태, 불편한 상태dis-ease가 되어 간다. 컴퓨터, 스마트폰, TV, 전자 게임 등 전자 스크린을 향한 현대 문명의 필요악들과 의자가 만나면서 건강의 기본인 '심신 안정'이 무참히 깨져 갈 수 밖에 없는 상황에 봉착된다. 잘못된 의자 사용이 긴장을 일으키고 생체 리듬과 감정 에너지 표출을 방해하여 우리의 몸과 마음이 치유되지 못하게 방해한다.

3장

잘못된 의자 사용

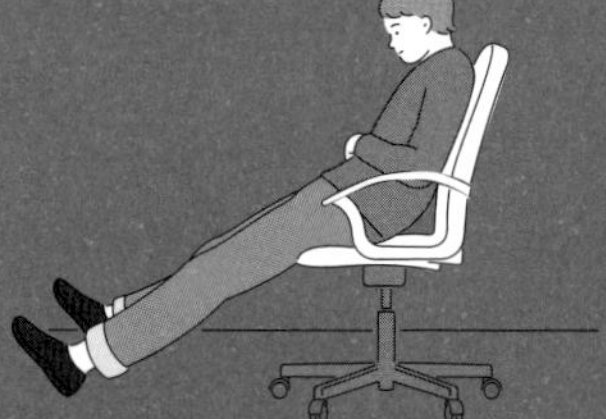

A l e x a n d e r   T e c h n i q u e

산업 혁명 이후 인간의 노동이 의자에서 이루어지면서 의자가 휴식 도구에서 노동 도구로 변천했고 이제는 혼용되어 사용된다. 이런 선택과 사용이 잘못된 의자 사용을 불러일으킨 첫 번째 실수다. 의자에서 노동과 휴식을 모두 하려 해서는 안 된다. 그러나 이미 그런 상황에 너무 익숙해져 어쩔 수 없이 자신도 모르는 사이에 이루어진다.

의자와 너무 친숙한 우리는 어떻게 앉고 일어서는지에 대해 생각할 필요를 전혀 느끼지 못한다. 그러나 늘 그렇듯 이미 잘 알고 있다는 인식에서 문제가 발생한다. 의자를 사용하는 과정을 세부적으로 나눠 어떤 문제점들이 있는지 살펴보자.

누구든 다음 세 과정을 거쳐 의자를 사용할 것이다.

1. 의자에 앉기 직전

2. 의자에 앉고 나서

3. 의자에서 일어설 때

이 과정을 잘 이해하고 의식적으로 할 수 있는 능력을 기르는 것이 곧 의자에서 살아남는 방법이다. 먼저 각 과정별로 우리가 흔히 행하는 의자의 잘못된 사용을 살펴보자.

1. 의자에 앉기 직전

① 의자를 보면 무조건 앉으려 다가간다(습관적 행동).

② 서 있다가 의자에 앉으려는 순간 머리는 뒤로 아래로 젖혀지면서 뒷목 주변 근육들이 수축하기 시작한다.

③ 엉덩이가 뒤로 향하면서 몸의 중심이 뒤로 이동되고 허리 근육들이 긴장한다.

④ 동시에 다리(고관절, 무릎, 발목)도 구부러진다. 이때 무릎이 앞을 향해 부드럽게 나가지 않아 상체와 엉덩이가 뒤로 더 빠지면서 순간적으로 중심을 잃게 된다.

⑤ 중심을 잃었어도 의자는 언제나 뒤에서 기다린다고 오랫동안

인지되어 왔기에 멈추지 않고 계속 진행된다.

⑥ 엉덩이가 점점 더 뒤로 아래로 이동될수록 뒷목 근육과 등 쪽 척추 기립근들이 더욱 강하게 수축된다.

⑦ 다리 대퇴부 근육들과 하퇴부(정강이) 근육들이 더 이상 버틸 수 없는 수축 상태에 놓이면서 드디어 의자 위에 '쿵' 하며 착석한다.

⑧ 위 과정에서 호흡을 잠시 멈추거나 가슴과 어깨, 복부 등 다른 부위에 긴장 반응이 나타난다.

2. 의자에 앉고 나서

의자에 착석한 순간부터 두 다리는 역동적인 역할이 중단되고 쉬는 상태가 된다. 대신 골반이 온몸을 지탱하고 중심 잡는 역할을 이어받는다. 직각으로 이루어진 의자에 착석한 후 벌어지는 상황을 부위별로 자세히 알아보자.

좌골로 앉지 못한다

좌골이 의자 상판에 잘 접지되지 못해도 본능적으로 허리 근육들의 힘을 빼게 된다. 좌골 뒷부분으로 앉을 경우 많은 문제가 발생하는데, 좌골 중심점이 뒤로 이동될 경우(쿠션, 의자 상판 경사도, 의복 등으로 인해) 척추 최하단부에서 주춧돌 역할을 하는 천골과 꼬리뼈가 직간접적으로 의자에 접촉하게 되어 신경을 자극하게 된다.

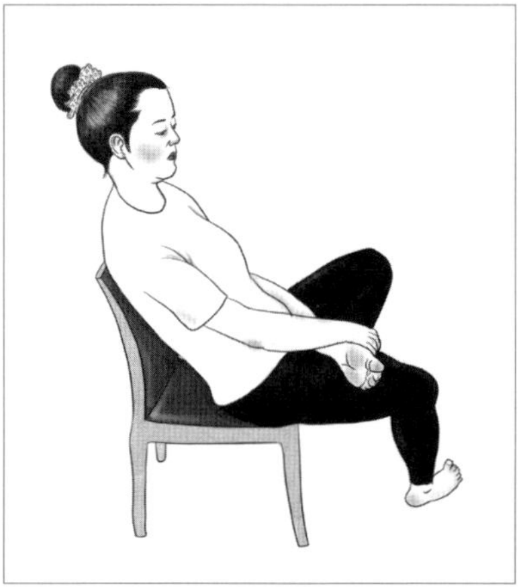

좌골로 앉지 못한다

천골과 꼬리뼈 신경은 매우 중요한 자율 신경계 중 하나로 대장, 직장, 방광, 생식기, 골반 아래의 괄약근을 담당하고, 뇌척수액의 순환 시스템에도 중요한 역할을 한다.

쉽게 말해 좌골 중심점이 뒤로 이동되면 몸의 주춧돌이 기울어진 격으로, 순환 시스템의 하단 밸브를 잠가 버리게 되어 문제가 발생되는 것이다.

머리를 편안히 세우지 못한다

휴식이 아닌 업무나 공부를 한다면 눈은 무언가를 응시하게 된다. 책상 위 컴퓨터 또는 손에 들려진 책, 핸드폰 등에 시선이 고정되어 정면보다는 약간 아래를 내려다보는 경우가 많다. 내려다보느라 숙인 머리를 목과 나머지 몸통(척추)이 역학적으로 안정되게 지지해 주지 못한다.

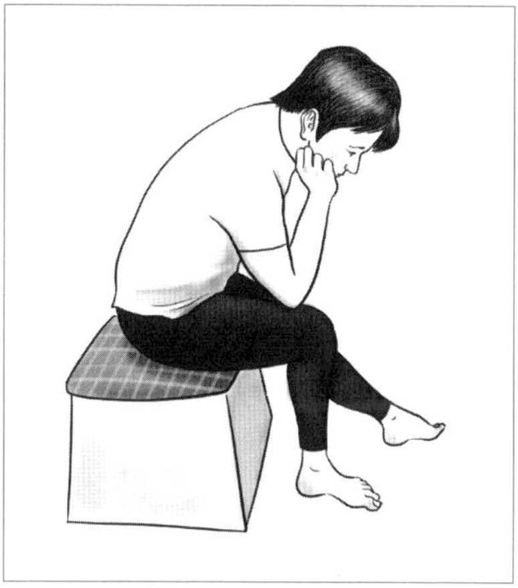

머리를 편안히 세우지 못한다

약 6~7kg의 머리가 아래로 떨궈진 채 작은 활자나 영상에 집중하면 경추의 C형 만곡도는 사라져 가고(일자 목), 흉추는 늑골들과 함께 뒤로 구부정해진다. 척추의 주춧돌인 골반부가 뒤로 더욱 기울어지면서 지면으로부터 반발력을 탄력적으로 위로 올릴 수 없는 상태가 된다. 무겁고 둔감해진 팔과 다리가 몸통을 끌어내려 누르게 되고, 척추를 타고 위로 향해야 하는 머리의 자연스런 방향성이 약해진다.

다리를 망각한다

우리가 의자에 앉아 있는 한 다리는 무력할 수밖에 없다. 약간이라도 지지 역할을 하지 않겠나 하겠지만 발바닥이 적합한 위치에 있을 때나 가능한 일이다. 의자에 앉고 나서 다리를 어디에 어떻게 놓아야 할지 모르는 신체 인지 부족 현상에 빠진다. 마치 대뇌 조절 시스템에서 벗어난 것처럼 잘 인지하지 못하고 이런저런 습관들(다리 꼬기, 다리 떨기, 다리 오므리기, 발가락 장난, 한쪽 다리 걸치기, 양다리 뻗치기 등)이 반복된다. 다리는 마치 소외된 영역이 되어 무의식적 불안과 긴장을 표출한다. 수만 년간 생존을 위해 진화한 인류 유산이 배척당하는 것만 같다.

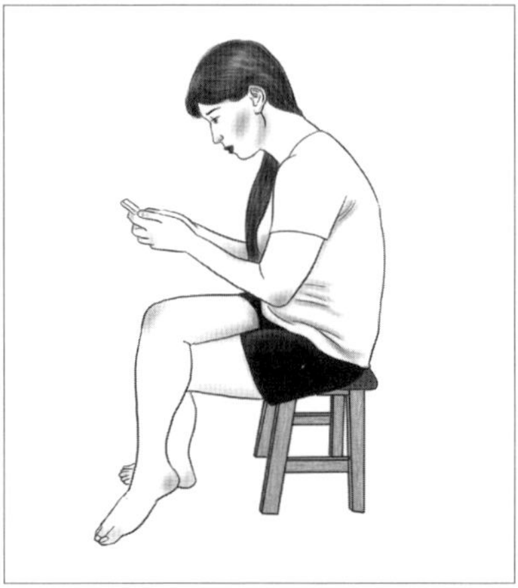

다리를 망각한다

의자에 오래 앉아 있다가 일어서서 걸으려고 하면 긴장을 미처 해소하지 못한 탓에 한참을 어색하게 움직인다. 의자에 앉고 나서 하체 부위를 의식하지 못하고 상황에 맞게 움직이지 못하면 신체 인식과 기억이 잘못되어 보행이나 다른 행동에까지 영향을 줄 수 있다.

3. 의자에서 일어설 때

① 목의 긴장이 자각되지 못한 채 시선을 앞에 고정시키며 일어난다.

② 허리와 목에 힘을 강하게 주고 갑작스럽게 무릎과 상체를 편다(상체를 휘청이며 들어 올린다).

③ 머리를 뒤로 아래로 젖히며 어깨와 가슴에 힘이 들어간다(호흡을 멈춘다).

많은 사람들이 의자에서 일어설 때 그냥 벌떡 일어서려 한다. 이때 많은 습관이 발생한다는 사실을 안다면 결코 그렇게 하지 못할 것이다. 대표적으로 요통이나 디스크 탈출은 앉아 있을 때보다, 오랫동안 앉았다가 갑자기 일어서려는 상황에서 흔히 발생한다. 의자에 앉아 있으면서 몸이 받은 역학적 스트레스 때문에 신체 조직과 신경계가 미처 일어설 준비가 안 되었는데, 서두르려는 심리적 압박감에 벌떡 일어선다. 앉아 있으면서 오래 응결된 근육에 갑작스런 신경 임펄스가 충돌하고, 엉거주춤한 모습으로 힘겹게 뭔가를 붙들며 일어서게 된다.

자기 자신을 사용할 수 있는 심신 통합이 이루어지지 않은 상황에서는 긴장된 몸을 충분히 인지하지 못하기 때문에 적절한 움직임을

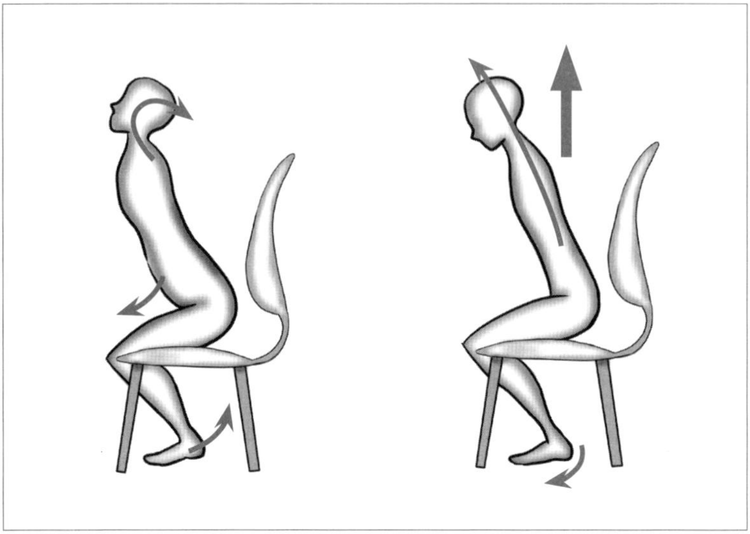

비협응　　**의자에서 일어설 때**　　협응

선택할 수 없다. 인간은 매일 다른 조건과 상태에 있음을 자각하고, 자신에게 필요한 최선의 움직임을 결정할 수 있어야 한다.

의자에 앉은 다음에야 바른 자세를 만들고 유지하려는 것은 효과적이지도 바람직하지도 않다. 의자에 앉기 전부터 앉고 일어서는 모든 과정에서 자신의 몸과 마음을 잘 의식하여, 그때그때 상황에 맞춰 자신을 조절할 수 있는 능력이 더 중요하다.

잘못된 의자 사용의 결과

• 뇌의 피로: 신체 활동이 주는 이점은 근육들이 움직이면서 신선한 산소와 혈액을 뇌까지 올려주어 뇌에 쌓인 피로 물질을 배출시키는 데 있다. 의자에 오래 앉는 생활 방식은 목뒤 근육을 굳게 만들어 뇌로 올라가는 혈액순환을 방해한다. 특히 연수(뇌의 최하부에서 척수로 이어지는 부분)를 강하게 압박하여 본능적인 생리 조절 기능을 방해한다.

• 일자 목: 의자에 앉아 모니터를 보며 오랜 시간 키보드를 치는 작업을 하게 되면 몸이 점차 앞으로 기울어지면서 목(경추)의 만곡이 사라지고 흔히 일자 목이라 부르는 상태가 된다. 이 상태에서 전화라도 받게 되어 목을 한쪽으로 기울이거나 턱을 괴는 습관이 더해지면 경추 신경이 압박을 받아 목 주변에 통증을 일으키고 손이 저리게 된다.

• 어깨 통증: 목(경추)은 등(흉추)과 연결되어 있어 목만 움직일 수 없다. 목에 쌓이는 문제는 어깨와 목을 연결시키는 승모근에도 피로와 통증을 쉽게 발생시킨다. 의자에 앉으면 서 있을 때보다 쉽게 어깨와 목이 가슴과 함께 앞으로 굽는다. 이에 반작용으로 승모근과 목

뒤 근육과 척추 근육들이 과긴장 또는 무력한 상태가 된다.

• 뻣뻣한 척추: 서서 움직일 때는 척추 디스크가 탄력성이 좋아 혈액과 영양소를 스폰지처럼 흡수할 수 있다. 그러나 오랜 의자 생활은 디스크 주변의 인대와 힘줄을 굳게 만들어 탄력을 떨어트린다. 이에 디스크 주변 조직이 약해지면서 한쪽으로 더 기울어지고 쉽게 찌그러진다.

• 디스크 탈출증: 의자에 오래 앉는 생활은 디스크 탈출 가능성이 훨씬 높다. 체중이 분산되지 못하고 수직으로 좌골을 향해 내려오기 때문에 장요근이 단축된 채 굳어 버린다. 장요근이 굳어 혈행이 좋지 못하면 주변 조직의 탄력성이 떨어지고 과도한 압력이 형성된다. 이에 디스크에 부착되어 있는 대요근이 디스크를 자극하게 되어 디스크가 밀려 나간다.

• 무기력한 복근: 서 있거나 의자에서 자기 사용을 잘하고 있다면 척추를 세우는 복부 근육들은 제 역할을 계속한다. 하지만 의자에 구부정하게 앉아 있으면 복근은 거의 사용되지 않아 등 쪽 근육들이 경직되고 피로해진다. 이에 자연스런 척추 만곡이 사라진다.

• 고관절 굴곡근 긴장: 고관절의 유연함은 신체 균형에 지대한 역할을 한다. 오랜 의자 생활은 고관절이 굴곡되는 장요근과 대퇴 직근이 긴장하고 단축되면서 근육 약화로 이어져 노인들 낙상에 주된 원인이 된다.

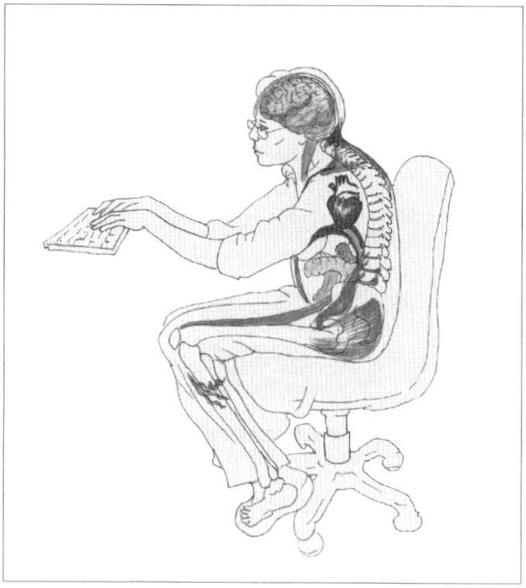

잘못된 의자 사용

• 엉덩이 근육 약화: 의자에 앉은 상태에서는 엉덩이 근육들이 아무런 일을 하지 않는다. 장시간 의자 생활로 엉덩이 근육들이 약해지고, 몸 전체를 떠받치고 균형을 잡는 기능 또한 떨어진다. 심해질 경우 보행과 계단 오르기가 힘겨워진다.

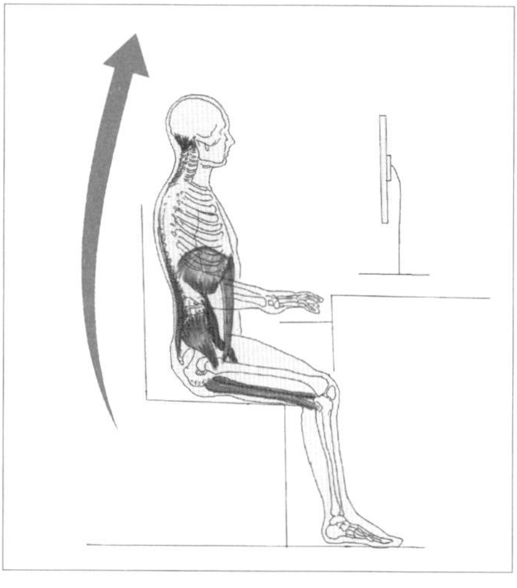

온전한 의자 사용

• 혈압 상승: 의자에 장시간 앉아 있는 탓에 근육이 지방을 덜 연소시키고 혈액 순환이 느려진다. 심장과 혈관들에 지방산들이 쉽게 침착되어 콜레스테롤을 높이고 혈압을 상승시켜 심장 질환의 발병 확률이 높아진다.

• 혈당: 혈중 포도당을 세포까지 전달하는 인슐린이라는 호르몬이 췌장에서 분비되는데, 분비되는 인슐린에 근육 세포들이 신속하게 반응하지 않으면 혈당이 높아져 당뇨와 각종 성인병을 일으키는 원인이 된다.

• 정맥 순환: 오랜 의자 생활은 다리의 정맥 혈류가 심장으로 힘차게 되돌아가지 못하게 한다. 의자에서 고정된 자세로 일을 하다 보면 다리가 무겁고 붓는 것을 느끼는데, 하반신 정맥에 압력이 증가하고 정맥 내 판막이 제 기능을 수행하지 못하기 때문이다.

관련 연구들

■ 1982년 미국의 생체 역학자들은 육체 노동자보다 사무 노동자의 허리 통증이 25%나 더 많다는 사실을 발견했다. 독일의 학자 T. 헤딩거T. Hettinger는 병가를 통계 분석하여 행정에 종사하는 노동자가 산업 현장에 종사하는 노동자보다 근육-골격계 문제가

훨씬 더 많다고 보고했다. 상식과 달리 의자에 앉는 일이 무거운 물건을 드는 일보다 더 많은 노동력을 요하며 몸에 강한 충격을 준다.

- 오스트레일리아 의사, 콜린 알렉산더Collin Alexander는 정맥 혈관이 늘어지는 정맥 노장(정맥의 압박, 폐쇄 등으로 정맥이 부풀어 오름)은 의자 생활에서 가장 흔히 나타나는 증상이라고 말한다. 다리와 발의 각도가 직각으로 고정될 경우 정맥은 계속 팽창 상태가 되고 혈관 벽은 지속적으로 압박을 받아 탄력을 잃는다. 탄력을 잃은 혈관 벽은 쉽게 파열된다.
- 서 있을 때보다 의자에 앉아 있을 때 디스크에 가해지는 압력이 30% 증가한다. 그로 인해 척추와 주변 근육 및 신경들이 쉽게 스트레스를 받는다. 의자에 앉으면 체중의 약 2배에 달하는 무게가 척추 디스크에 실려 디스크가 변성된다. 디스크는 탄성 조직이지만 오랜 의자 생활은 디스크를 압박하여 터지는 지경에까지 이르게 한다. 이것이 추간판 탈출증disc hernia의 주된 원인으로 등장했다. 참고로 서 있을 때는 체중의 약 1.5배, 누우면 약 1/3의 무게가 디스크에 실린다. 의자에 앉아 책상 앞으로 몸을 기울이면 약 2.5배로 더욱 증가한다. 의자와 책상의 만남이 상황을 더욱 악화시킨다.
- 20~30대 척추 건강이 40대 이후 척추 건강을 좌우한다. 취업

경쟁으로 하루 10~12시간 의자에 앉아 공부하면서 척추에 무리를 주어 각종 근육통이나 목과 허리 쪽 디스크에 이상이 생기고, 척추관 협착증 같은 병이 생길 수 있다.

- 의자에 오래 있는 정적인 생활 방식은 신체 활동이 부족해져 각종 건강 문제와 직간접적으로 관련이 깊다. 불안 장애, 심혈관 질환, 편두통, 우울증, 근육 경련, 성인병(당뇨, 고혈압, 비만 등), 각종 암, 관절염, 통풍, 컴퓨터 시각 증후군, 심부 정맥 혈전증, 하지 정맥류, 골다공증, 척추 디스크, 척추 측만증, 지방 대사 장애, 탈모, 근육 강직과 각종 통증을 유발한다.
- 의자에 앉아 있을 때 여러 습관들(다리 꼬기, 턱 괴기, 한쪽 다리 걸치기, 의자에서 잠자기, 허리 비틀기, 책상에 기대기 등)이 추가될수록 육체적 긴장, 정신적 스트레스, 두뇌 기능 저하 등이 복합되어 원인 모를 각종 질환을 일으킬 가능성이 높다.
- 다리 혈관이 눌려 혈류가 막히면 하지 부종과 근육 위약뿐만 아니라 여러 심혈관 질환이 발생할 수 있다. 하루 평균 4시간 앉는 사람에 비해 11시간 이상 앉는 사람들의 조기 사망 위험률이 약 40%나 높다.
- 의자에 좌골로 앉지 못할 경우 정력에 중요한 꼬리뼈와 생식기로 올라가는 얇은 혈관들이 골반 하부 근육들에 눌려 혈관 확장을 방해하기 때문에 발기 및 전립선 기능을 저하시킬 확률이 높

아진다.

■ 미국 메이요 클리닉Mayo Clinic 내분비학 교수 제임스 러바인James Levine은 "병 없이 살려면 의자부터 끊어라"라고 강력히 호소한다. 러바인 교수는 의자에 오래 앉아 생기는 질병이 30가지가 넘는다고 한다. 관절염, 고혈압, 치매, 우울증, 성 기능 장애, 수면 무호흡증 등이 대표적이다. 그는 미국의 한 회사에 '의자 해방 대책'을 실시한 결과 직원들의 건강이 크게 개선되고 생산성이 15% 증가했다고 한다.

4장

기본 훈련

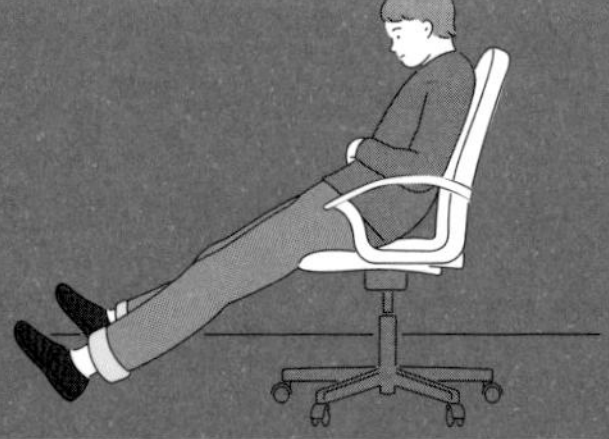

Alexander Technique

우리 몸은 구조와 기능을 하나로 통합하여 효율적으로 작동되도록 설계되어 있다. 그래서 스트레스가 반복적으로 가해지면 스스로 물리적, 화학적, 정신적 보상 작용을 일으켰다가 회복시킨다. 그러나 몸이 보내 주는 메시지를 제때 인지하지 못하고 한계점에 다다르면 통증과 증상들을 일으켜 문제를 해결하라는 강력한 신호를 보낸다.

몸이 보내는 SOS 신호를 잘 알아챈다면 사전에 질병을 지혜롭게 예방할 수 있다. 여유 있게 자연 치유 작업을 도울 수도 있고, 늦지 않게 의료적 도움을 받을 수도 있다. 우리가 의자에 언제 어떻게 앉고 일어서야 하는지만 자각할 수 있어도 의자는 우리 몸의 탄력적인 회복을 가로막지 못할 것이다.

우리는 이제 중대한 선택을 해야 한다. 인간에게 가장 이상적인 의자를 계속 찾아다니며 의존할 것인가, 아니면 더 이상 의자의 기능이나 디자인에 연연하지 않고 새로운 방식으로 자기 자신을 사용할 것인가. 이 선택을 위해 스스로에게 물어보자. 꼭 의자에서 쉬어야 하는가? 의자는 일할 때만 잠시 사용하고, 휴식은 다른 방식으로 할 수 없는가? 의자가 우리 몸에 수많은 모순과 습관을 일으켜 건강을 해치고 삶의 질을 떨어트린다면 필자의 제안은 이렇다.

1. 왜 지금 반드시 앉아야만 하는지 자각하여 앉을지 말지를 의식적으로 선택한다.
2. 습관적으로 오래 앉아 있지 말고 긴장이 되면(힘들고 불편해지면) 일어설 때가 되었음을 자각한다.
3. (자신도 모르게) 긴장하며 앉고 일어서는 습관을 효율적인 방식으로 바꾼다.

이렇게 한다면, 의자 때문에 발생하는 골치 아픈 문제들로부터 해방될 수 있다. 그런 다음에는 의자에 앉아 일하는 고급 기술을 배우면 된다. 의자를 휴식과 업무용으로 오래 의존하지 않으면 그동안 약간의 안락함을 위해 시도해 왔던 많은 고민이 모두 사라질 것이다.

좋은 의자가 없어서가 아니라 사용자를 다스리지 못한 것이니 사용자의 능력을 향상시키면 해결된다. 그러기 위한 첫 단계로 바른 자세에 대해 생각해 보자.

바른 자세라는 관념에서 벗어나기

당신이 생각하는 바른 자세로 의자에 앉아 보라, 편안한가?

당신이 편하다는 이유로 평소에 늘 하던 자세를 해 보라, 정말 편안한가?

당신이 바른 자세라고 배워 온 것의 이미지는 무엇인가? 정말 그렇게 되는가?

당신에게 바른 자세와 나쁜 자세의 기준을 세워 준 이는 누구인가?

대부분의 사람들이 바른 자세라 하면 곧고 반듯한 외형을 먼저 떠올린다. 머리에서 어깨, 골반, 무릎, 발까지 잇는 수직선을 기준으로 얼마나 균형을 이루고 있는지가 바른 자세의 평가 기준이 된다. 전문 지식을 습득한 사람들은 해부학적 위치, 구조적 관계, 관절의 운동 범위 등을 세밀히 따져 분석하려 한다. 이런 자세는 바르고 좋으며, 저런 자세는 바르지 못하니 피해야 한다고 권유를 한다. 그러면 사람들은 단순히 앉을 때는 이런 모양, 서 있을 때는 이런 식, 걸을 때는 이런 자세로 해야만 한다고 믿고 열심히 따라 하려고 노력한다. TV, 도서, 병원, 학교, 체육 시설, 예술 분야 등 각종 매체와 다양한 분야에서 바른 자세를 무척 강조한다. 그만큼 건강과 실력에 직결되는 주제이기 때문일 것이다. 그런데 한 가지 중요한 것을 놓치고 있다. 그것은 바로 바르게 해내려는 욕망이다. 욕망이 일어나는 순간 미리 학습된 지식이 옳든 그르든 자신의 몸에 곧장 실현시키려는 의지적 충동이 일어나는 게 문제다. 그 과정은 부지불식간에 일어난다.

"바르게 잘해야지" 하는 순간 허리를 펴는 근육에 힘이 즉각 들어가는 경험을 다들 해 보았을 것이다. 이것이 무슨 문제가 되겠나 싶겠지만 앞서 설명한 모든 문제들이 바로 이 지점에서 발생한다. '바르다(곧다, 어긋남이 없다)'와 '자세(몸가짐, 움직임의 모양새)'라는 두 개념이 결합해 '바른 자세'라는 하나의 관념을 만들어 냈다. 사회적 규범에 벗어나지 않아 '옳다'라는 사회적 또는 윤리적으로 사용되는 추상적 개념인 '바르다'를 자연법칙을 따르는 생명체에 적용한 것이다. 따라서 개인에게 신념화시켜 강요되면 생명체는 이런 정보에 대해 긴장과 저항을 일으킨다. 이 사회적 통념에 따라 특정 이미지와 지적 기준들이 쌓여 강력한 신경 언어 프로그램처럼 사람들의 뇌리에 각인되었다. 이것이 바로 우리가 바른 자세를 노력하면 할수록 부자연스러움이 느껴지는 이유다.

사람마다 체형과 자라온 환경 조건과 정신 상태가 모두 다르다. 그런데 획일적으로 학습된 이미지, 이론, 기계적 측정만으로 나온 평가 결과들을 왜 그리 신뢰하게 되었을까. 인간은 공학적인 계산대로 반응하지 않는다. 몸-감정-마음의 매우 복잡 미묘한 관계 속에서 행동

양식을 결정한다. 그래서 의자에 어떻게 하면 바르게 앉을까를 인체 공학적 기준만으로만 연구하여 만든 해답으로는 찾지 못하고 있는 실정이다. 이것은 의료나 공학에서 통계와 평균치를 기준하여 객관적 평가를 목적으로 할 때만 필요하다. 개인이 자신의 몸을 주관적으로 인지하는 관점에서는 요구되지 않는다. 따라서 자신의 몸은 자기의 정확한 감각과 의식으로 새롭게 살펴봐야 한다. 그래야 자기의 사용이 온전한 과정으로 진행된다.

지금껏 인간이 만들어 놓은 기준에 맞춰 어떤 형태의 고정 자세를 만들어 내려 할수록 이상하게도 우리는 더 경직되고 피로해졌다. 인간은 자연의 일부이자 생존 본능과 개별적 고유 특성을 내재하고 살아가는 사회적 동물로서 매우 복잡한 심신 관계를 갖추고 있다. 그렇기 때문에 의자에 앉는 순간, 사람마다 반응이 모두 다르고 취하는 자세도 감정과 기분에 따라 쉽게 바뀐다.

어느 날은 좀 구부정하게 힘을 빼고 앉고, 누군가와 함께 일할 때는 다리를 꼬거나 팔짱을 끼기도 한다. 어떤 분위기에서는 자세 따위는 신경도 안 쓰다가 어떤 때는 꼿꼿한 자세를 계속 유지하기도 한다. 이 모든 것을 완벽하게 객관화시킨 과학적 기준이 생동하는 실제 자세에서는 있을 수가 없다. 자세는 매우 주관적이고 정서적이다. 또한 자세에는 개인의 살아온 환경과 역사가 담겨 있기도 하다. 고정 자세를 훈련으로 좀 오래 유지할 수는 있어도, 정서적 기분이나 본능적 반응에 맞춰 대처하지는 못한다.

사람들은 자주 묻는다. 그럼 무엇을 기준으로 삼아야 하냐고? 이렇게 생각해 보라. 자신의 체형과 자세는 결국 자신이 지닌 모든 기능들이 제대로 발현되면 저절로 그렇게(제대로) 움직이고 보여질 것이다. 내장기, 호르몬, 근육, 신경, 관절 등 전체적인 기능이 호전될수록 자연히 그 외적인 드러남은 별 다른 노력 없이도 편하게 보여지고 쓰여진다. 마치 어린아이들처럼…

자세는 전인적(신체, 감정, 정신이 통합된 인간)인 삶의 표현이며 태도이기 때문이다. 자세는 자신을 주체적으로 자각하고 행동을 선택하는 자기의 사용에서 시작되며, 스스로에 대한 권한과 존중으로부터 나온다. 이것이 바로 우리가 느끼는 자연스러움이다.

"인간은 자신의 신체적, 정신적, 영적으로 일어나는 긴장을 모두 근육의 긴장으로 옮겨 놓는다."

_F. M. 알렉산더

F. M. 알렉산더(알렉산더 테크닉 창시자)는 "바른 자세는 없다"라는 말로 많은 사람들을 고정관념으로부터 해방시켰다. 사실 자연이나 생명은 '바름right'을 따로 추구하지 않는다. 이미 지니고 있는 '자연스러움' 자체가 어쩌면 '온전함'일 수 있다. 사회적 동물인 인간만이 '바

름'을 학습하고 바른 자세에 대한 이미지가 머릿속을 장악해 그렇게 하려 하면 더 긴장한다. 이상하게도 인간은 바르게, 더 잘하려고, 누군가의 평가를 중요시할수록 원래 자연스럽게 하던 것조차 못하고 긴장 속에 빠진다.

몇 군데 근육을 단련시켜 체형과 자세를 만들 수 있다고 생각하는 것은 사실 큰 착각이다. 근육을 단련시켜 외형은 만들어져도 근육의 긴장을 풀지 못해 더 추가적인 노력을 해야 할지 모른다. 멋진 몸매를 유지하려고 아랫배나 허리에 의도적으로 힘을 주어 호흡을 방해하기도 한다. 더 나아가 타인의 시선에 너무 신경을 쓴 나머지 소화장애를 겪고 긴장 조절의 문제도 일으킨다. 이렇게 억지로 만들어진 욕구는 언젠가 무너진다.

겉으로 반듯하게 보이려고 의도할수록 더욱 부자연스러워진다는 사실을 목격하고 깨닫길 바란다. 실제로는 바른 자세라 할 것이 없으며 고정시킨 자세는 이상하고 불편하게 만든다. 자세는 생명체의 고유한 흐름과 변화가 드러나는 자연스런 모습일 뿐이다. 따라서 자세를 고정시켜 몸이 더 굳어 가게 하기보다 몸과 마음을 하나의 움직임 속에 연결시켜 자연스럽게 반응하고 본연의 방향으로 흐르도록 내버려 두길 바란다.

인간은 의자에 앉도록 진화되지 않았다. 의자에 앉는 것이 이미 부자연스런 행위다. 처음부터 바른 자세라는 개념이 연결될 수 없다.

무엇이 기준이라 따를 것이 없기에 의자 종류, 보조 장치들, 장소나 환경도 중요한 것이 아니게 된다. 자기 몸을 주어진 상황에 따라 적절히 변화시키며 사용하도록 의식(意識, consciousness)이 우리 모두에게 주어졌을 뿐이다. 그러니 의식을 활용하자. 효율적으로, 새롭게, 스스로를 알아차리며, 머릿속에 각인된 바른 자세에 대한 잘못된 관념과 이미지를 없애자. 그 관념에 따라 반복 학습해 온 무모한 노력 또한 내려놓자.

인간을 기계와 다를 바 없다고 생각해 생체 역학적 계산으로는 놓쳤던 것(심신 통합 유기체로서의 인간의 복합 행동 양식을 이해하지 못한 점)을 이제는 인간의 몸과 마음에 초점을 두고 새롭게 이해해야 한다. 그리고 의식적으로 자기 습관을 다스릴 줄 아는 큰 숲을 보는 관점으로 나아가자.

이제, 소중한 생명으로서의 몸을 존중하며 마음을 다스리는 알렉산더 테크닉에 입문해 보자.

알렉산더 테크닉 소개

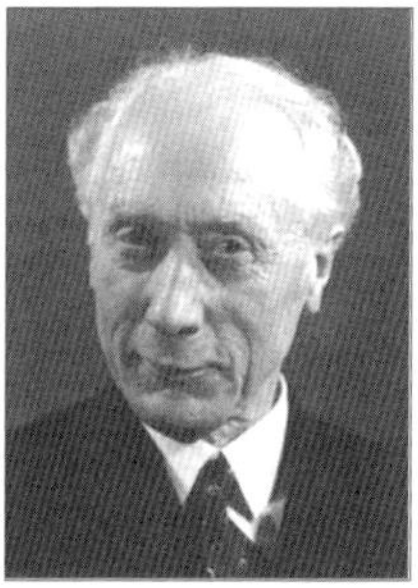
F. M. 알렉산더

알렉산더 테크닉은 호주 태즈메이니아Tasmania 출신의 연극 예술인 프레더릭 마티아스 알렉산더Frederick Matthias Alexander(1869－1955)가 창안하였다. 이것을 '자기 사용법The Use of the Self'이라 일컬었다. 배우였던 그는 무대 위에서 낭독하던 중 목소리가 나오지 않자 의사와 전문가들에게 도움을 구하였지만 무대만 서면 똑같은 문제가 계속 재발하였다. 그는 원인을 찾기 위해 자기 자신을 관찰하고 연구하였다. 낭독할 때 무엇을 의식하고 어떻게 움직이는지를 3면 거울 앞에서 끊임없이 관찰하였다. 약 9년의 연구 끝에 인간에게 내재된 자기 사용의 원리를 발견했다. 그 후 주로 의자를 통해 많은 사람들의 잘못된 습관을 수정해 삶을 재교육하는 일에 평생을 바쳤다.

알렉산더 테크닉 훈련에서 주로 많이 하는 훈련은 일상 속 습관적 행동들을 구체적으로 세분하여 긴장을 발견하고 해소하는 작업이다. 무의식적인 습관을 제어할 수 있는 능력이 생기면 몸의 움직임은 저절로 부드럽고 자연스러워진다. 처음에는 호흡과 발성, 누워서 쉬기, 의자에 앉기, 구부리기, 걷기, 눈과 손의 사용 등 기초 훈련을 익힌 후에 보다 복잡하고 전문적인 영역으로 진행해 간다.

"잘못된 것을 그만두면 올바른 것은 저절로 이루어진다."

_F. M. 알렉산더

알렉산더 테크닉은 단순히 새로운 운동법이나 이완법이 아니다. 자신의 몸과 마음을 일치시켜 원하는 행동에 가해진 불필요한 노력을 줄이는 방법이다. 대체로 긴장과 스트레스는 마음속 생각에서부터 시작되기 때문에 단순히 근육을 이완하거나 강화시키는 차원으로 접근하면 부분적 해소에 그치고 만다. 그렇기 때문에 알렉산더 테크닉은 심신일원적으로 접근한다.

예를 들어, 발표를 하거나 무대 위에 설 때 긴장이 되면 운동을 많이 한 사람이라도 몸이 떨리게 되어 있고, 마음 수행을 많이 한 사람이라도 어깨와 허리에 힘이 들어가게 된다. 알렉산더 테크닉은 일상 속에서 근육을 조절하면서 움직이며 그 작용이 생각에 영향을 주게 하고, 그 생각으로 근육 기능에 다시 영향을 주는 심신소통(mind-body connection)을 기법화한 것이다.

알렉산더 테크닉을 조금씩 알아가고 천천히 실천해 갈 때 다음의 중요한 7가지 특징을 알게 된다.

1. 자기 몸을 관찰하고 자각하는 과정에서 스스로 의식을 깨운다.
2. 바른 자세에 대한 잘못된 관념이 자연스러운 몸의 운영을 방해함을 체감한다.
3. 몸의 자세뿐 아니라 생각과 감정도 긴장을 일으킨다는 것을 안다.
4. 행동을 안내하는 디렉션을 적극 활용해 행동을 합리적으로 선택할 수 있다.
5. 잠재의식적 습관 반응을 수정하는 것이 보다 중요해진다.
6. 스스로의 자각력으로 잘못된 것을 찾아 근본적인 변화를 일으킨다.
7. 모든 일상과 밀착된 실용적 방법이기에 스트레스에 강해진다.

평생 건강하게 자기를 사용할 줄 알게 된다는 것은 참으로 가치 있는 배움이다. 그러나 초보자의 경우 혼자서 알렉산더 테크닉을 터득하는 일이 쉽지만은 않다. 그래서 전문적으로 가르치는 알렉산더 테크닉 지도 교사(AT 교사라 약칭함)들이 있다.

AT 교사는 의자 때문에 생긴 왜곡된 자세 습관을 수정하여 자연스럽고 편안한 모습을 되찾도록 도와준다. 또한 호흡과 말하기, 편하게 눕기, 앉고 서기, 걷고 달리기 등 기본적인 몸의 사용을 통해 삶을 재교육한다. 알렉산더 테크닉에서 핸즈온Hand's-on이라 부르는 AT 교사

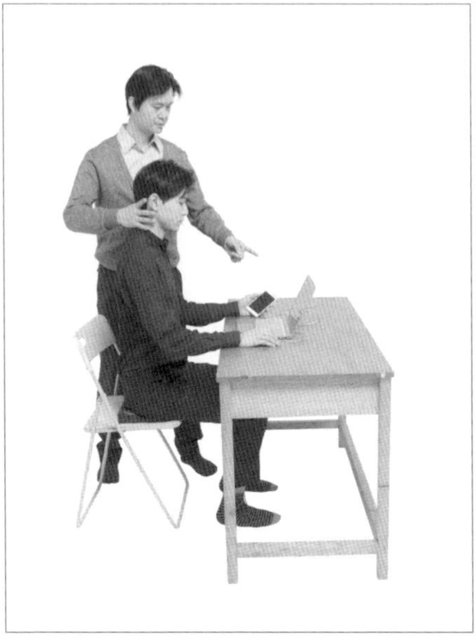

AT 교사의 개인 레슨

의 숙련된 손은 몸의 긴장을 해소시켜 자연스런 방향성을 회복시켜 준다. 책으로는 이해되지 않는 내용들은 AT 레슨을 통해 직접 체험하며 배우길 권한다.

알렉산더 테크닉의 3가지 핵심 원리

의자 사용으로 생기는 문제를 가장 실용적으로 해결할 대안은 '알렉산더 테크닉'을 체득하는 일이다. 이것이 의자에서 살아남는 가장 확실한 해답이다. 알렉산더 테크닉은 잘못된 생활 습관을 바꾸는 탈학습 교육법으로 우리 의식을 활용해 자기Self를 사용하는 기술이다.

알렉산더 테크닉에는 7대 원리가 있다(보다 자세한 설명은 『건강한 내 몸 사용법 알렉산더 테크닉』 참조). 여기서는 그 중에서 3가지 핵심 원리를 소개한다.

1. 중추조절

중추조절Primary Control은 머리가 결정한 움직임의 방향에 맞춰 몸통과 팔다리가 반응하며 움직이는 타고난 생체 기능이다. 모든 척추동물은 항상 두뇌와 감각기관들이 집합된 머리가 움직임의 방향을 결정한다. 그런 다음 척추(몸통)가 머리를 뒤따르면 곧이어 사지(팔다리)가 반응한다. 중추조절을 통해 매우 복잡한 생체 메커니즘을 비교적 단순하게 통제할 수 있는 원리다. 사람은 이런 협응적 운동의 절차를 통해 절묘하게 머리를 하늘을 향해 올리고 직립 보행을 이루어 냈다. 이후 인간만의 행동 반응과 지혜로운 사고방식까지도 탄생케 한 인류의 위대한 유산이다.

F. M. 알렉산더는 중추조절이 매우 복잡한 생체 메커니즘을 비교적 단순하게 통제할 수 있는 원리라고 말했다. 이 말은 중추조절이라는 구조의 항상성homeostasis(균형을 회복하는 성질)을 통해 복잡한 생체 기능을 단순한 방식으로 기능적 효과를 일으킬 수 있다는 뜻이다. 즉 인간의 머리와 목(척추 최상부)의 첫 번째 관계가 중추 신경계인 뇌와 척수의 구조적 기능에 1차적으로 영향을 주는 중대한 역할을 한다. 이런 식으로 구조를 조절하면 단순하게도 기능은 저절로 개선된다. 그래서 알렉산더 테크닉에서는 바른 자세를 만들려 애쓰기보다, 중추조절이라는 생명의 역동성을 다시 정상화시켜 몸과 마음의 상호작용이 원활해지도록 접근을 한다. 정해진 고정 자세가 바른 자세가 아니라, 어느 상황에서나 자신에게 적절한 행동(자세)이 중추조절과 함께 진행되는 순간을 경험하는 것이 알렉산더 테크닉 실천에서 중요한 내용이다.

현대인들 대부분이 중추조절에 상당한 문제가 생겨 몸도 마음도 잘못된 방식으로 수행된다. 특히 의자 사용과 관련된 고질적인 습관으로 인해 중추조절에 문제를 일으킨다. 중추 신경계가 정보를 인식하고 통합적으로 조절하는 기능에 오류를 일으켜 일상의 움직임, 감정 조절, 인지 및 이성적 사고에까지 문제를 발생시킨다. 즉 중추조

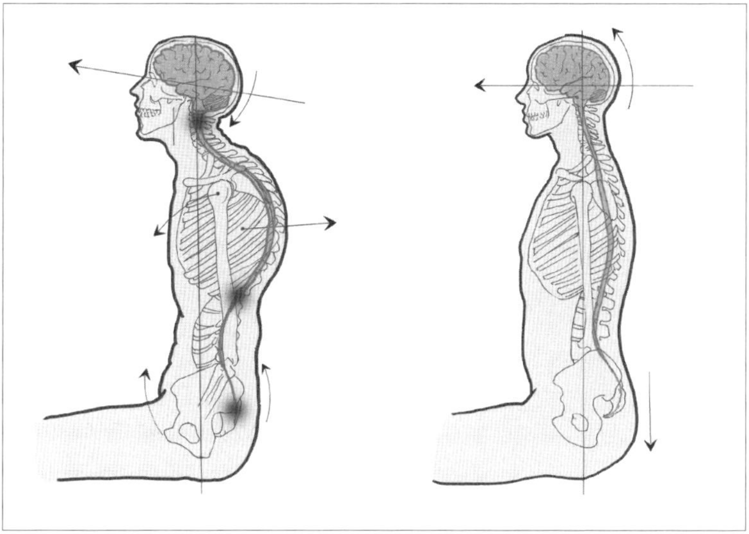

중초조절의 부조화　　　　조화로운 중추조절

참조
중추조절에 대한 연구 - 알렉산더 테크닉 TV
https://youtu.be/iYrZIU9Aaco

절이 온전히 이루어질 때 인간다운 언행과 사유 능력을 갖출 수 있다는 뜻이다.

알렉산더 테크닉을 통해 우리가 배우는 것은 의자에 오랫동안 똑바로 앉아 있는 것이 아닌, 몸이 처한 상황을 자각하고 그에 맞게 몸을 변화시키는 방법이다. 의자에 앉고, 앉은 다음 일하고, 다시 일어서는 과정에서 자연스러운 중추조절이 방해받지 않고 온전히 기능하도록 하자는 것이다. 의자에 간섭받고 있던 중추조절이 회복되는 순간부터 다른 기능들도 개선되기 시작한다.

서서 하는 움직임들에는 중추조절이 쉽게 작동되고 긴장도 빠르게 해소된다. 하지만 의자에 앉으려는 순간부터 중추조절에 오류를 초래하는 문제가 연쇄적으로 발생한다. 그래서 의자에 앉을 때 중추조절을 방해하는 나쁜 습관들이 가장 많다. 근육의 긴장도 쉽게 풀리지 않는다. 의자에 앉는 본래적 부자연스러움에 중추조절을 방해하는 나쁜 습관들이 더해져 우리 몸과 마음 전체에 많은 문제가 일어난다. 중추조절이 조화로울 때 의자에 앉고 일어서는 전 과정에서 머리는 몸통과 협응하여 목에 불필요한 힘이 들어가지 않은 채 움직일 수 있다.

아래는 의자에 앉았을 때 일어나는 중추조절을 방해하는 대표적인 현상들이다.

- 눈에 힘을 주며 시선이 앞으로 집중된다.
- 머리를 뒤로 아래로 누르듯 힘을 준다.
- 턱을 당겨 목을 누르며 호흡을 막는다.
- 머리와 골반부의 협응력이 떨어지면서 따로 반응한다.
- 무릎의 방향이 앞을 향하지 못하고 비틀린다.
- 복부나 가슴이 먼저 앞으로 나간다.

• 반사 신경이 느려지고 움직일 때마다 힘이 많이 들어간다.

• 자신을 통제하지 못하고 쉽게 흥분한다.

2. 디렉션

F. M. 알렉산더는 중추조절을 발견한 이후 수많은 시행착오를 거쳐야 했다. 직접적으로 근육을 조절하려고 머리를 끌어당기거나 올리는 모든 시도들이 오히려 긴장을 더 유도했기 때문이다. 그는 마침내 의식적인 생각만으로 중추조절이 회복되는 디렉션Direction이라는 방법을 찾아냈다.

디렉션은 언어를 매개로 자신에게 일정한 메시지를 의식적으로 반복해 주는 방법이다. 그는 습관적 행동을 수정하기 위해서는 곧바로 근육을 반응시키는 직접 통제 방식이 아닌, 디렉션이라는 간접 통제 방식이 더 효과적임을 목격했다. 그는 이 발견을 통해 몸과 마음이 지시받은 메시지를 수용하여 행동과 감정, 그리고 사고 능력에까지 변화를 준다는 놀라운 사실을 깨닫게 되었다.

몸이 최적의 방향성으로 움직이도록 다섯 구절로 이루어진 '5-디렉션'을 뇌신경망에 미리 입력시키고 필요한 순간에 반응되도록 할 수 있다. 즉 자기에게 필요한 행동을 언어를 통해 의식적으로 안내하며 잘못된 습관적 행동들을 수정하는 것이 가능하다(뇌 과학에서 피드포워드 컨트롤Feed Forward Control이라 함. 예: 미리 제시하여 행동을 유도함). 디렉션은 복잡한 인간의 몸과 마음을 순조롭게 연결시키며 효율적으로 자기를 사용하도록 하는 원리다.

아래 필수 5-디렉션은 몸과 마음의 연결을 촉진시키고 자연스러운 흐름이 생기게 한다. 언제 어떤 상황에서든 온전한 자기 사용을 위해 적용하면 된다.

1. 내 목이 자유롭다.
2. 내 머리가 앞과 위로 향한다.
3. 내 척추가 길어지고 넓어진다.
4. 내 다리와 척추가 서로 분리된다.
5. 내 어깨가 중심으로부터 넓어진다.

• 훈련 방법: 복잡한 생각들을 잠시 멈추고 순서대로 5가지 문장을 생각한다. 의식적으로 문장을 떠올리는 단순한 일이다. 무언가를 예민하게 느껴야 하는 것도 아니며, 어렵게 상상하거나 집중할 필요도 없다.

"올바른 자세는 없다. 올바른 디렉션이 있을 뿐이다."

_F. M. 알렉산더

위 5가지의 기본 디렉션이 몸과 마음을 보다 긴밀히 연결시키고 내적 흥분과 긴장을 가라앉혀 자신을 현재로 복귀시킨다. 우리 의식이 현재(지금-여기)에 있게 되면 보다 명료한 생각과 행위를 선택할 수 있게 된다. 디렉션은 막무가내식 주문이 아닌 이성적으로 자기 행동을 선택하는 과학적 방법이다. 마치 '나는 커피를 마셔야지' 또는 '나는 화장실에 가야지'라는 생각을 먼저 하고, 원하는 행동을 의식적으로 명료히 함으로써 불필요한 잡념들이 사라진다.

디렉션은 겪게 되는 상황에 적합한 행위를 이성적으로 확실히 인지시켜 과거의 습관적 방식이 아닌 새롭게 제안된 방향으로 순조롭게 선택되게 한다.

디렉션을 주게 되면 매우 빠르게 몸의 습관적 긴장 반응을 무효화시킨다. 그 결과 자신도 모르게 힘을 주고 있던 상황을 자각하게 되고, 긴장이 해소되면서 신경계는 더욱 정확히 기능을 수행하게 된다. 따라서 전체 상황을 더 정확하게 정보 처리하게 되어 보다 신속하게 재조정될 기회를 얻는다.

3. 자제심

자제심Inhibition은 습관적으로 반복되는 생각이나 행위를 잠시 멈춰 즉각적 반응을 보류하는 원리다. 우리에게 특정한 자극이 주어지면 자신도 모르게 익숙한 행동이나 생각을 곧바로 하게 된다. 그러나 잠시 멈추면 습관적 충동은 점차 가라앉는다.

무의식적으로 말하고 움직이고 망상할 때 잠시 멈추기부터 한다. 약간의 훈련만으로도 충동적 반응이 잦아들고 여유가 생긴다. 여유가 생기면 긴장이 풀리면서 합리적 생각을 하거나 디렉션을 줄 수 있는 기회가 만들어진다. 그러면 자신이 처한 상황을 보다 명료하게 바라볼 수 있는 의식 상태에 놓이게 될 것이다. 우리가 충동적 반응을 잠시만 보류할 수 있어도 많은 진실이 저절로 의식 위로 떠오른다. 예를 들면 몸의 중심 상태, 호흡 상태, 감정 상태, 긴장 부위, 욕구 및 충동, 하고 있던 생각, 외부 상황 등. 따라서 우리 의식은 현재 자신의 상황을 사실대로 자각하고 문제를 해결할 준비를 할 수 있게 된다.

의자에 대한 습관은 의자에 앉는 방식만을 말하고자 하는 것이 아니다. 하루 종일, 매일 같이 의자를 보는 순간 일어나는 자신의 반응을 알아차리는 것에서 시작된다. 일반적인 예로, 아침에 식탁 의자에 앉아 식사를 하고, 지하철 의자에 앉아 출근해서, 직장의 사무 의자에 앉아 컴퓨터 작업을 하고 회의도 하고, 친구를 만나 카페 의자에 앉아 있다가 또 자동차 운전석에 올라타 영화관에 가서 해당 좌석에 앉아 영화를 보고, 집에 돌아와 게임용 컴퓨터 의자에 앉아 게임을 하고, 소파에 앉아 TV를 보다 잠든다.

평범한 일상 속에 의자는 어디든 있지만 정말 앉을지, 앉아야만 하는지, 꼭 앉을 필요가 없는데도 무조건 앉고 보는 것은 아닌지 자신의 몸과 마음을 살펴 적절한 선택을 위한 멈춤이다. 앉기 전에 잠시 멈춤으로써 무조건적인 반응을 자제할 수 있는 내적인 힘을 기를 수 있다.

의자에 앉아 오래 일을 하다 보면 힘들어서 휴식이 필요하다는 신호를 몸이 보내온다. 하지만 자신의 목적과 결과 또는 누군가 기대하는 실적을 위해 의자에서 일어나지 못할 때가 많다. 이럴 때가 자제심이 필요한 대표적인 순간이다. 빨리 일을 끝내고 나중에 쉬면 된다는 생각이 앞서기 때문에 자신의 몸을 위해 잠깐의 여유도 주지 못한다. 이때는 잠시 하던 일을 멈추고 자신의 몸과 마음을 살펴보며 무엇이 더 중요하고 유익한가를 고려할 줄 알아야 한다. 그러면 조급한 마음이 물러나면서 시간이 없었던 것이 아니라 조급한 마음뿐이었음을 깨닫게 된다. 비로소 의자에서 벗어나는 선택과 행동이 실행될 수 있게 된다. 이러한 원리가 습관을 효과적으로 수정하는 알렉산더 테크닉의 핵심이다.

올바른 자세를 만들려는 습관, 완벽하게 해내려는 습관, 빨리 성취하려는 습관, 배운 그대로만 따르려는 습관, 정해진 길로만 다니는 습관, 쉽게 흥분하는 습관 등. 그렇게 하지 않으면 불편하고 불쾌해지는 모든 습관이 자제심이 적용될 대상들이다. 간단한 원리지만 자신만의 조건과 상황에 빠졌을 때 적용해 보는 경험을 쌓기 바란다. 분명한 효과를 안겨 줄 것이다.

• 훈련 방법: 포즈Pause 기법(습관적 반응 보류) — 무슨 일을 할 때 원인을 알든 모르든 긴장이 된다는 자각이 되면 일단 잠시 멈춘다. 하고 있던 생각들도 하려던 행위도 잠시 쉰다. 그저 고요히 흥분이 가라앉도록 가만히 있는다. '포즈Pause~'라고 마음속으로 말해도 좋다. 포즈를 하는 순간에는 하려던 모든 충동을 다 내려놓는 연습이 필요하다.

"나의 기법은 자극에 대한 원치 않는 반응을 자제하는 것에 기초한다. 이것은 인간의 습관적 반응에 대한 제어 능력을 발달시키는 핵심이다." _F. M. 알렉산더

의자에서 살아남기 1단계 — 협응하기

제일 먼저 배울 것은 어떻게 하는 것이 가장 효율적인가를 생각하며 여러 가지 방법을 스스로 탐구해 보는 것이다. 이런 태도가 훈련을 큰 성취로 이끈다. 정해진 답은 없으니 마음껏 시도해 보자.

중추조절을 회복시켜 자연스럽게 협응을 이루는 과정을 훈련해 보자. 이 과정은 바른 자세를 만드는 것이 아닌 잘못된 습관들을 버리는 것에 초점을 두어야 이해가 될 것이다.

다시 한 번 강조하지만, 많은 사람들이 의자에 앉은 후에 바른 자세를 만들어 유지하려 하지만 효과도 없을 뿐더러 바람직한 방법도 아니다. 의자에 앉고 일어서는 모든 과정 안에서 상황에 맞춰 자신을 조절할 줄 아는 능력이 중요하다. 의자에서 살아남는 첫 번째 단계는 의자에 앉으려는 그 순간부터 협응을 이루는 것이다.

지금부터 설명하는 과정을 따라오면서 언어에 너무 얽매이지 않아야 한다. 몸과 하나가 되어 실천하는 것이 중요하다.

1. 접지: 그라운딩Grounding

지면(바닥 또는 등받이)과 닿은 신체 부위를 의식하여 보다 안정된 상태가 되는 과정이다. 그곳이 좌골이든 등이든 발바닥이든 상

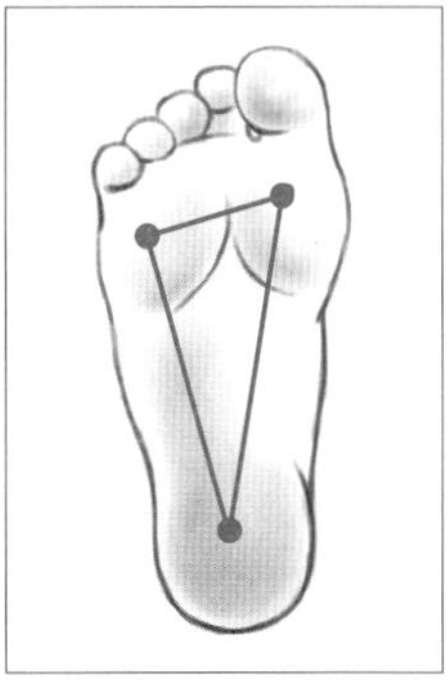

발바닥 접지 시 세 꼭짓점에
체중이 고루 실려야 한다.

관없다. 중요한 것은 너무 집중하지 말고 잠시 자신이 땅과 연결되어 있음을 알아차린 후 몸을 편히 맡긴다.

① 지면에 닿은 발바닥(좌골/등)을 의식한다.

② 여유로운 마음으로 몸과 공간에 편히 맡긴다(너무 잘하려는 마음의 긴장을 푼다).

③ 접지 상태가 자각된 후 보다 편안한 위치로 발(좌골/등)의 위치를 천천히 옮길 수 있다.

2. 구부리기: 멍키 자세

효율적으로 의자에 앉고 일어서기 위해 구부리고 펴기를 중립적으로 할 수 있어야 한다. 자연스런 중립 상태를 멍키 자세Monkey라 한다. 여기서 말하는 중립 상태란 다른 어떤 자세로도 변화시킬 수 있는 상태를 말한다.

5-디렉션의 방향성으로 몸이 반응했을 때 멍키 자세가 이루어진다. 전체적인 모습이 부드럽고 탄력적이며 안정적이다. 몸 사용에 매우 유용한 기술로 일상생활 어떤 상황에서든 가장 많이 적용 가능한 움직임이다.

① 5-디렉션을 준다.

② 그라운딩 상태에서 머리가 앞과 위로 향하면서 몸 전체가 하나로 구부러지는 상태로 진행된다.

③ 무릎이 앞으로 향하면서 고관절 부위와 발목 부위가 접히듯이 같이 움직인다. 이때 몸통과 머리가 협응하면서 자연스럽게 앞으로 기울어진다. 팔은 편안히 아래로 떨궈진다.

④ 몸통을 자신에게 편안한 정도로 가볍게 구부렸다 폈다 해 본다. 점차 더 깊게 구부리는 시도를 해 본다.

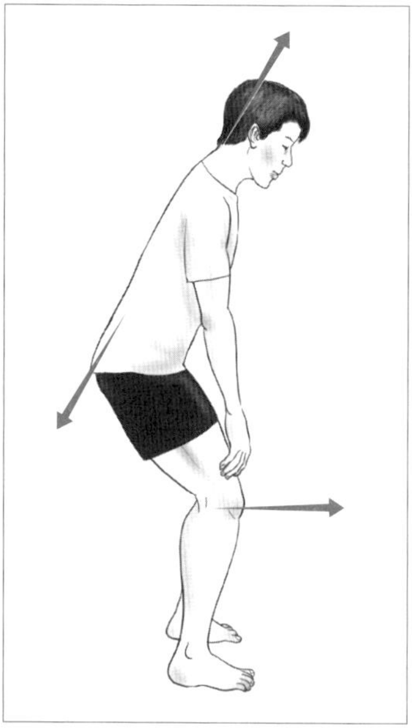

멍키 자세 협응을 위한 최적의 방향성

3. 좌골로 앉기

① 위의 구부리기가 진행되다 보면 어느 순간 엉덩이에 의자가 닿게 된다.

이때 나타나는 습관적 반응을 관찰한다. 호흡을 멈추는지, 가슴을 좁히는지, 어깨를 움직이는지, 머리를 앞이나 뒤로 움직이는지, 엉덩이를 갑자기 뒤로 옮기는지 등.

만일, 어딘가 불편한 긴장이 자각되면 잠시 멈추고 디렉션을 주어 중추조절을 회복한다.

② 체중을 천천히 다리에서 좌골로 이동시키면서 상체를 의자에 내려놓는다.

이때 허리에 어느 정도 힘을 주는지, 목을 끌어 올려 뻣뻣이 세우는지, 호흡을 멈춘 채 집중하는지, 발가락에 힘을 주는지 등을 관찰한다.

③ 좌골로 앉은 후에는 힘으로 허리를 더 펴려는 습관적 반응을 자제시켜야 한다. 근육이 무리하지 않고 몸의 중심을 찾아가야 한다.

몸을 천천히 앞뒤로 기울이다 보면 공기가 잘 들어왔다 나갔다 하는 편안한 몸의 중심점을 찾을 수 있다. 호흡이 가장 편안하게 되는 몸의 상태를 찾도록 한다.

④ 좌골에서부터 머리 위까지 위로의 방향성(Up)을 의식한다. 이것은 의자에 앉으면 몸통을 내리 누르는 습관적 반응을 자제시키는 중요한 디렉션이다. 마음속으로 '업Up'이라 생각해 보라.

4. 앉아서 일하기

① 의자에서 무슨 일을 하든지 몸과 마음의 상태를 자주 살핀다.

② 언제든 긴장이 자각되면 잠시 멈추고 디렉션을 주어 중추조절

을 회복하면서, 필요한 움직임(행동)을 자유롭게 선택하여 변화를 준다. 예를 들면 발 위치 바꾸기, 일어났다 다시 앉기, 멍키 자세, 좌골 다시 찾기, 깊은 호흡과 운동하기 등.

③ 종종 좌골에서부터 머리 위Up를 의식하는 것이 편안함을 유지하는 데 큰 도움을 준다. 몸을 뻣뻣하게 고정시키는 것이 아니니 움직이지 못하게 억압해선 안 된다.

일하면서 잠시 휴식이 필요할 때 의식적으로 작업을 멈추고 등받이에 몸을 깊숙이 기대고 쉬어도 된다. 단, 의자에서 너무 오래 쉬지 말고 일어나서 움직였다가 다시 앉는다.

5. 의자에서 일어서기: 고관절을 중심으로

업무를 마치고 의자에서 일어서는 자신을 관찰한다. 예를 들면 바로 막 일어서려 하는지, 어딘가에 몸을 받치면서 일어나는지, 몸을 한쪽으로 비틀면서 일어나는지, 목과 머리에는 어떤 반응이 일어나는지 등. 불편한 긴장이 자각되면 잠시 멈추고 디렉션을 주어 중추조절을 회복한다.

① '일어난다'라고 의식적으로 자신의 행동을 안내한다.

② 머리와 목, 몸통이 하나라고 의식하고 고관절을 앞으로 접으면서 천천히 몸의 중심을 두 발로 이동시킨다.

③ 상체를 앞쪽으로 기울이면서 체중이 두 발바닥 전체에 실리는지 의식한다.

④ 머리 위Up를 의식하며 멍키 자세를 거치면서 천천히 일어난다.

여기서 가장 주의할 것은 의자에서 일어설 때 벌떡 일어서지(앉을 때도 막 앉으려 하지) 말아야 한다. 그럴 경우 허리와 목에 힘이 많이 들어가기 때문이다. 의자에서 일어서기 전에 잠시 몸의 중심과 호흡을 회복하고 무엇을 할 것인지 행동을 정하고 움직인다.

6. 다시 서기

① 일어서는 과정은 멍키 자세를 거치며 계속 진행된다. 불편한 긴장이 자각되면 잠시 멈추고 디렉션을 주어 중추조절을 회복한다.

② 무릎과 고관절이 펴질 때 발바닥Grounding과 머리 위Up를 의식하며 상체를 세운다.

다시 설 때의 습관적 반응을 관찰한다. 골반을 앞으로 내미는지, 무릎에 힘을 주는지, 척추를 과도하게 펴려고 애쓰는지 등.

위의 협응하기 훈련을 하면서 아래 사항을 유념한다.

- 근육 단련하듯 기계적으로 반복하지 않는다.
- 스스로에게 잘할 것을 강요하지 않는다.
- 좋고 나쁜 느낌에 집착하지 않는다.
- 되도록 천천히 진행하면서 점차 자신의 일상생활에 맞춰 적용한다.
- 기존에 갖고 있던 바른 자세라는 관념과 이미지를 버리고 있는 그대로의 몸을 경험하고 존중한다.
- 여유를 가지고 틈날 때마다 자신만의 훈련을 즐긴다.

중요한 점은 설명한 대로 똑같이 따라하기보다 이 훈련이 주는 의미를 이해하고 실천하는 것이다. 협응 훈련은 언제든 디렉션을 주어 중추조절을 회복하는 가장 중요한 기본 훈련이다. 중추조절이 회복되어야 가장 중립적인 상태로 움직이게 되며, 그 상태에서 행동을 바꾸고 또는 새로운 선택을 위해 멈출 줄 아는 자제심이 길러 진다.

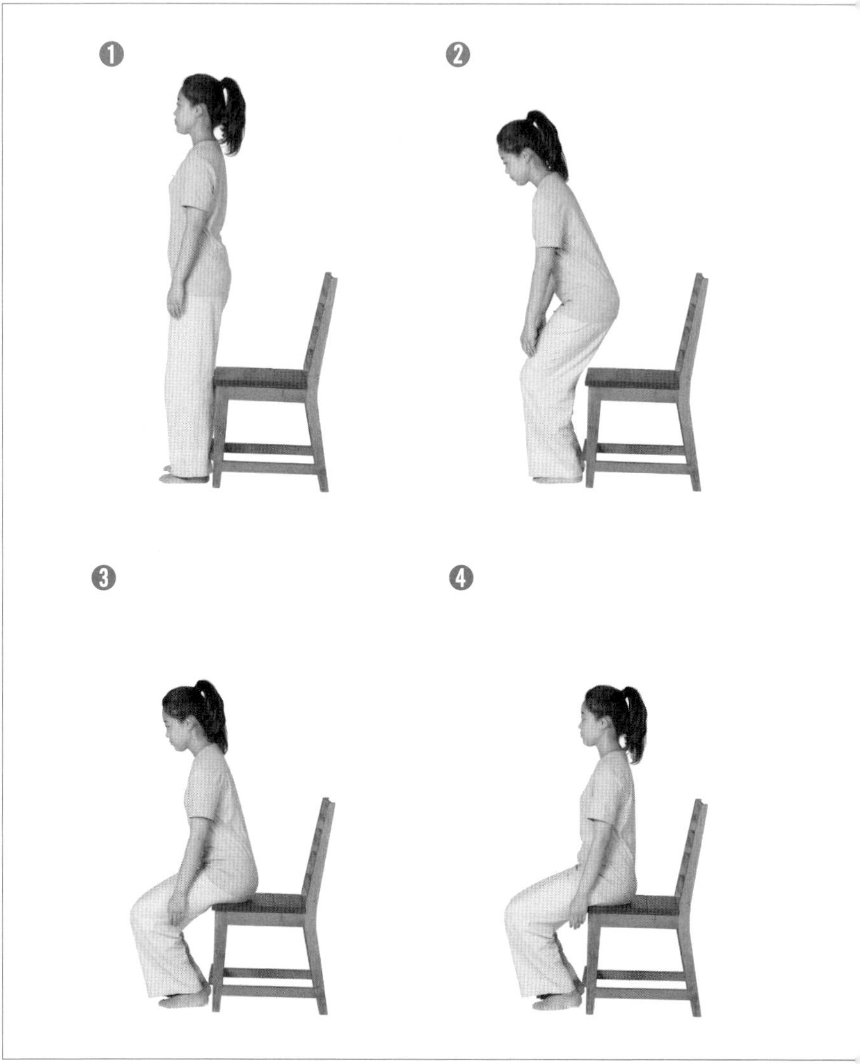

의자에 앉고 일어서기 협응 훈련

❺

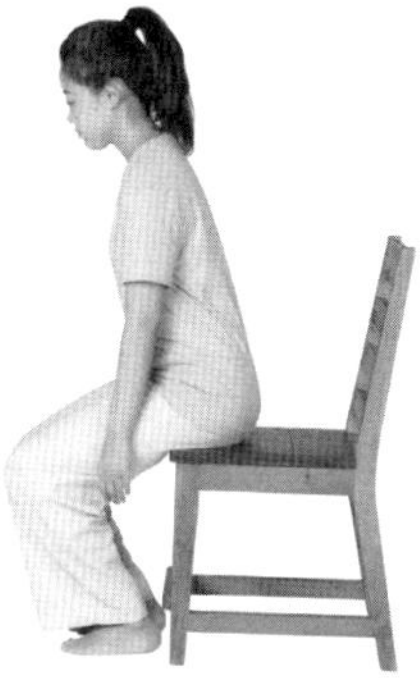

❻

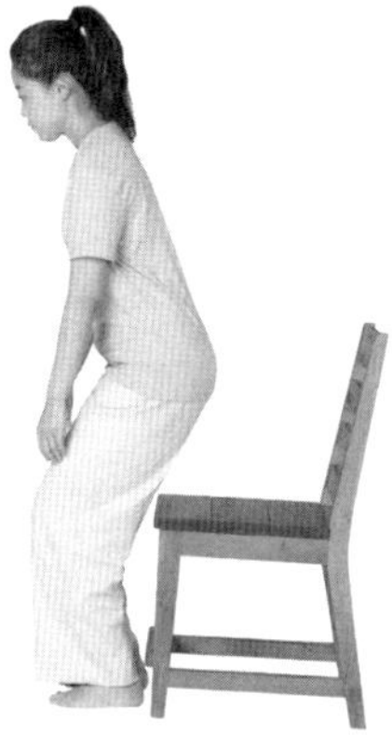

❼

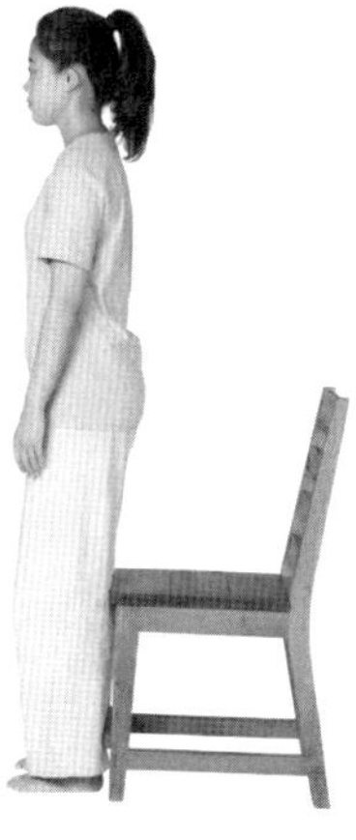

참조
의자에 앉고 일어서기 - 알렉산더 테크닉 TV
https://youtu.be/PVuEvSeEw_M

의자에서 살아남기 2단계
— 자세바꾸기

의자에서 하나의 자세만을 고집하는 것은 어리석다. 상황과 조건에 맞게 선택할 수 있어야 한다. 의자는 몸을 고정시키는 장치로 쓰이는 데다, 자세가 불편하다는 것을 본능적으로 느끼면서도 좀처럼 자세를 바꾸지 못하고 계속 상체가 눌려진 채 앉아 있게 된다. 같은 자세로 오래 앉는 것은 우리를 더욱 최악의 상황으로 몰고 간다. 자세를 바꿔 줘야 하는 이유는 몸 속 조직들에 가해진 무게를 효율적이고 지속적으로 분산시키기 위해서다. 그래야 근육의 피로도가 줄고 관절과 연골 조직에 가해졌던 압력도 분산된다. 고정된 자세에서 벗어나면 혈액 순환이 좋아지고 운동 감각도 되살아난다.

자세가 바뀌면서 몸은 새로운 긴장도와 감각을 수용해 자신을 각성시킨다. 조금만 깨어서 자신의 상태를 살펴볼 여유가 있으면 누구나 긍정적인 방향으로 선택해 간다. 어떤 자세는 안 되고, 어떤 자세는 바르다는 선입견에서 벗어나 자유로이 움직이며 길을 찾는다. 단, 의식적으로 해야 한다. 규칙이나 정해진 형식이 없지만 스스로가 기준이 되어 상황에 맞게 만들어 가면 된다. 그러면 의자에 앉는 방법에도 창의성이 생겨 힘들지 않고 재미있어진다.

잠시 멈춰 충동을 자제한 다음, 자신의 현 상황을 의식하고 필요한 몸의 움직임을 선택한다. 선택은 자유다. 그러나 이때 큰 장애물이 나타난다. 기존에 선입된 관념으로 이런 자세는 나쁘다 그래서 해선 안 된다는 편견과 판단이다. 지금부터 중요한 것이 무의식적 선택이 아닌 의식적 선택을 해야 한다는 점이다. 아무리 좋은 자세라 해도 무의식적으로 선택하고 고정될 경우 몸은 긴장하고 피로해진다. 그러나 보기에는 다소 이상해 보이는 자세라도 의식적으로 선택했다면 긴장을 해소시키고 피로를 풀어 주는 효과가 있다. 심지어 구부정하게 척추를 구부린 자세라도 잠시 척추의 긴장을 해소시키기 위해 의식적으로 하는 것은 얼마든지 가능해질 것이다. 의식적으로 선택하려면 잠시라도 멈춰 자기 자신을 긴밀히 살피고 충동적으로만 움직이지 않으면 된다.

지금 이 순간 자신에게 필요한 자세로 바꿔 보자. 몸과 친해지려는 태도, 몸의 소리(요구)를 듣고 존중하려는 태도만 갖는다면 충분히 가능하다. 이런 의식과 능력을 갖춘 뒤에는 언제든 의자에서 다리를 꼬거나 양반다리를 해도 무방하다. 필요하다면 그 어떠한 것도 가능하다. 좋은 자세라는 관념이 사라지는 동시에 나쁜 자세라는 관념도 사라진다. 자기를 주체적으로 사용하여 선택하고 또 바꿀 수 있는 내적인 힘을 지니는 것이다. 이로써 모든 강박과 노력에서 벗어나 우리는 훨씬 자유로워지고 깨어 있게 된다. 이것이 바로 알렉산더 테크닉이 주는 놀라움이다. 자세를 바꾸는 매우 다양한 모습이 있을 수 있지만, 몇 가지 필요에 따른 실제 예를 소개한다.

의자에서의 다양한 자세

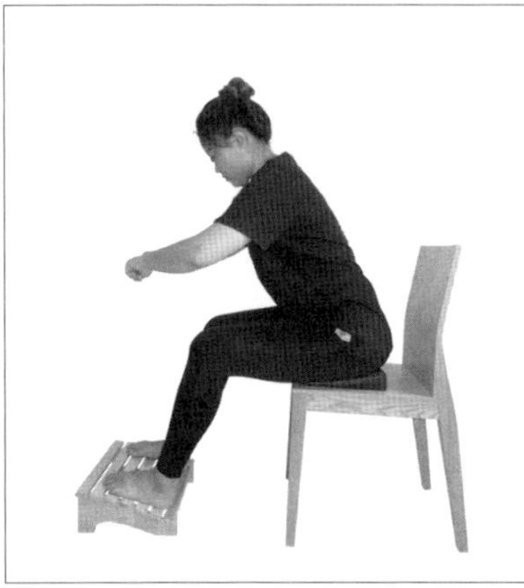

몸을 앞으로 많이 기울여야 할 때

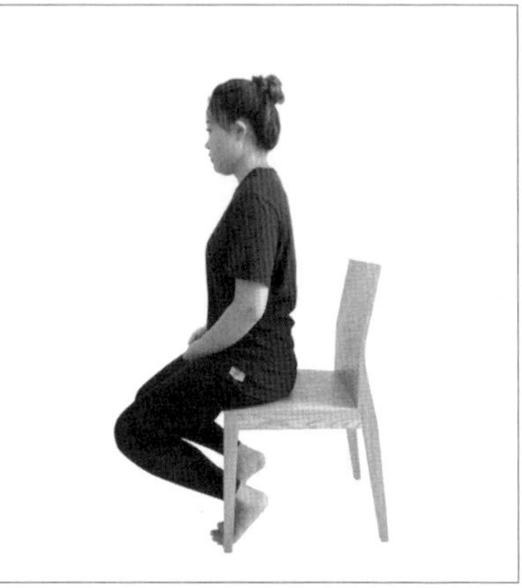

몸의 중심을 잡고 척추를 다시 세워야 할 때

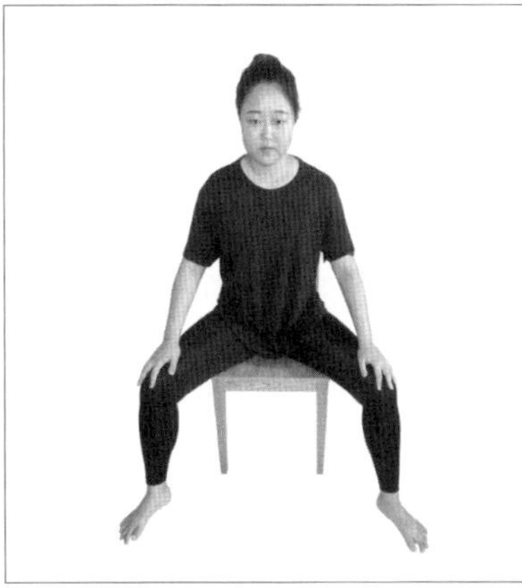

그라운딩이 확실히 필요할 때
(좌골 접지가 약해질 때)

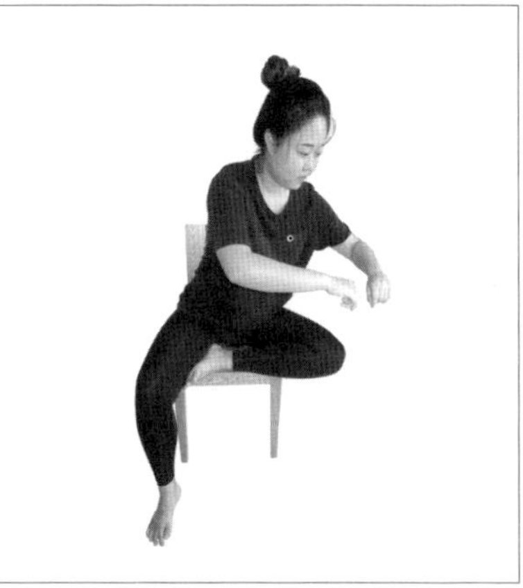

한쪽 방향으로만 일할 때

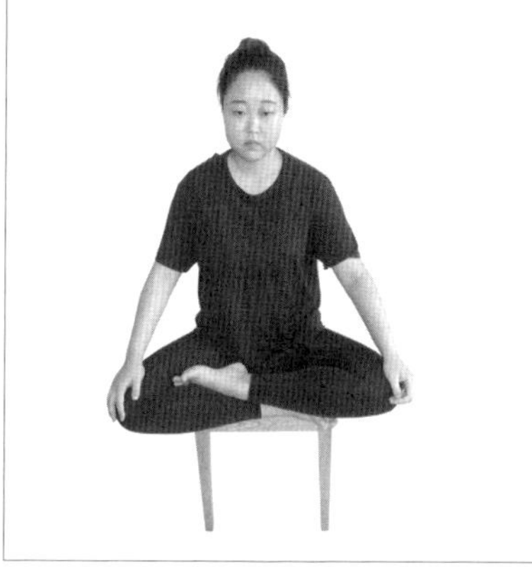

양반다리로 앉아 휴식하기

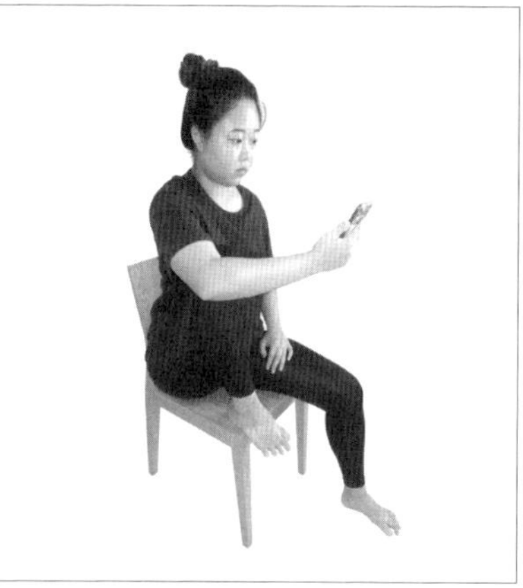

잠시 한쪽 다리 올려 팔 받치기

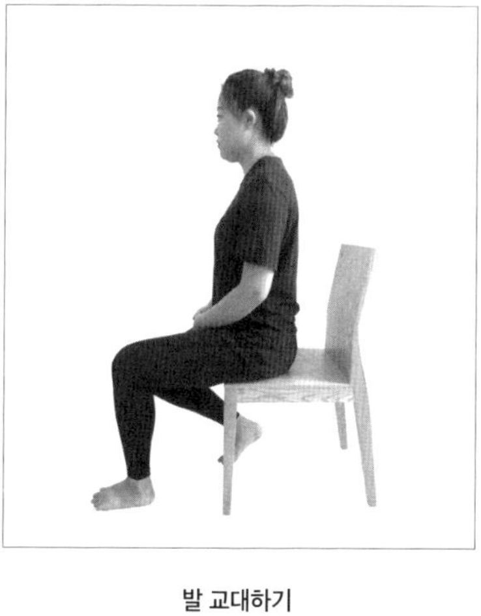

발 교대하기

의자에서 살아남기 3단계
— 습관 다스리기

자세의 중요성을 알고 몸을 바르게 하려는 사람일수록 이상한 습관들이 많다. 무릎을 쭉 펴고, 엉덩이에 힘을 주고, 허리를 너무 꼿꼿이 펴려 들고, 어깨를 뒤로 당겨 가슴을 펴며, 숨을 들이마셔 가슴을 확장시킨다. 항상 복부에 힘을 지그시 주고, 턱을 목 쪽으로 당기고, 눈에 힘을 주며 정면에 집중한다. 멋진 자태를 뽐내려는 듯 또는 자신의 결점을 드러내지 않으려는 듯 묘한 긴장감마저 돈다. 이런 습관은 타인을 지나치게 의식할 때 나타나는 일종의 긴장 반응이다.

똑바로 서거나 앉으려는 모습은 대부분 어디선가 보고 배운 것들이다. 가정, 학교, 군대, 직장, TV 등에서 바른 자세는 이래야 한다는 고정된 이미지로 오랜 기간 훈습된 결과다. 자연스러운 자기 자신은 거부되고 외부 정보들로 자신의 몸을 만들며 도취되고 있음을 자각하지 못한다. 특히 의자에 앉을 때는 온 힘을 다해 몸을 똑바로 세우고 유지하는 데에만 너무 집중한다. 이런 모습이 멋있어 보일지는 몰라도 결코 자연스러워 보이지는 않는다. 자신을 온전히 의식하는 것이 아닌 자신의 몸과 마음이 싸우고 있는 것이다.

반대로 자신에게 아무런 관심도 생각도 없이 몸을 사용하는 모습도 흔하다. 몸의 구조와 정렬이 심하게 무너졌는데도 신경을 전혀 안

쓴다. 이런 경우 기운이 없고 삶에 의욕도 별로 없어 우울감이나 억압된 분노조차 표출되지 못한다. 동물적인 습성과 욕구가 행동을 좌우해 단순히 먹고 놀고 자고 즐기며 생리적 현상에 압도당한 채, 자신의 감정과 행동에 책임감도 느끼지 못하고 통제력도 떨어진다. 쉽게 감정적 스트레스에 휩싸여 두려워하고, 공격하고, 조리 없는 말들로 욕구 불만을 쏟아 낸다. 어린아이처럼 본능에 충실할 뿐 사회적으로 필요한 이성과 도덕적 배려심도 부족하다.

극단적인 예라 여길지 모르나, 실제로 어떤 일에 너무 집중하다 보면 여유가 없어 자기의 몸과 마음이 어떻게 진행되는지 살펴보지 못한다. 업무를 빨리 마치려고 조바심을 내고, 성격이 급해지고, 일이 잘되지 않으면 짜증이 나고 스트레스를 많이 받는다. 그러다 지루해지면 금세 몽상에 빠지곤 한다. 자신이 해오던 일에 변화가 생기면 몹시 불안해하고, 먹던 음식, 옷, 장소, 취미, 정해진 규칙 등에 너무 집착하기도 한다. 융통성이 부족해진 강박적 태도로 늘 걱정과 초조함 속에 살아간다. 이것이 자신이 자기를 제대로 사용하지 못하는 습관에 의존되어 있는 상태다. 의자에서는 특히 더 심한 망각 상태에 빠져 쉽게 몸과 마음을 가누기 어려운 상태가 된다.

무의식적 자세 습관의 대표적 예들은 이렇다. 자주 고개를 아래로 떨구고, 시선을 집중할 때 머리가 앞으로 나오고, 어깨를 움츠려 가슴을 조이고, 손에 무언가를 쥐면 어깨가 들리고 힘을 준다. 의자에 앉으면 복부나 허리에 힘을 꽉 주고, 다리를 망각해 방치하고, 고개를 한쪽으로만 기울이고, 입술과 턱에 힘이 들어간다. 그 외에도 자주 신체 일부를 손으로 만지작거리고, 다리를 꼬거나 들어 올리고, 등받이에 드러눕다시피 한다. 턱을 괴고 손톱을 뜯고 목을 비틀어 꺾는 등 매우 다양하다.

습관을 다스리는 일은 쉬운 일이 아니다. 그러나 자신이 그렇게 무의식적으로 하고 있음을 알아차릴 수만 있다면 얼마든지 바꿀 수 있다. 알렉산더 테크닉이 필요한 이유다. 만일 알렉산더 테크닉을 또 다른 자세 운동법으로 인식하고 연습한다면 어떤 발전도 없을 것이다. 기계적이고 관념적으로 몸을 다루려는 기존의 패러다임은 점차 종식될 것이다.

F. M. 알렉산더는 습관의 틀에서 빠져나오는 원리를 실용화시켰다. 자세는 변화하는 자연현상이며 마음과 직결되어 표현되는 몸의 언어다. 따라서 일상에서 흔히 일어나는 습관 때문에 우리의 소중한 삶이 지배받지 않도록 예방해야 한다.

의자에서 살아남기 1, 2단계만으로도 의자 사용의 문제는 크게 줄어든다. 3단계는 보다 깊은 문제를 해소하기를 원할 때 충분한 시간을 갖고 해 나가길 바란다. 습관을 자제하고 수정하는 방법을 소개한다.

1. 잠시 멈춘다

하던 일을 잠시 멈춘다. 하던 생각도 감정도 잠시 보류한다. 그저 가만히 있는다. 저절로 정신이 차려지면서 의식이 현재로 되돌아온다. 곧장 반응하려던 모든 충동들이 지나가도록 관심을 두지 않으면 된다. 엄청난 흥분과 온갖 느낌들이 자기 안에서 요동치더라도 그냥 내버려 둔다. 결코 억제하려 하거나 싸우지 않는다. 이루려는 일에 집착하지 말고 그저 무심히 있는다. 이것이 가장 중요한 과정이다. 서두르지 말고 충분히 시간을 갖는다.[자제심/포즈Pause 기법]

2. 디렉션을 준다

현재로 의식이 되돌아왔다면 몸 전체를 의식한다. 팔과 다리가 어떻게 놓여 있는지, 호흡은 어떠한지, 자신의 주변 상황은 어떠한지 자각한다. 이때, 즉각 몸을 바르게 고쳐 세우려 힘쓰지 말고 디렉션을 주면 좋다. 5-디렉션에 의해 중추조절이 회복되면서 몸과 마음이 연결되어 천천히 자세가 수정되도록 한다. 힘주어 척추를 세우는 습관적 반응이 자제될수록 더 편안하고 유연한 상태가 될 것이다.[디렉션/중추조절 회복]

3. 선택한다

몸과 마음이 다시 의식되었다면 자신에게 필요한 행동을 선택한다. 적합한 자세로 바꿀 수도 있다. 다시 업무를 진행할 수도 있고, 적절한 휴식을 선택할 수도 있다. 잠시 일어서서 걷거나, 물이나 차를 마실 수도 있고, 동료와 가벼운 대화를 할 수도 있다. 그럴 시간이 없다면 제자리에서 잠시 일어났다가 멍키 자세를 취하면서 의자에 다시 앉을 수도 있다. 현재 자신이 할 수 있는 최선을 스스로 선택하면 된다.

필요한 행동을 의식적으로 안내하는 말을 하고 용기 내어 행동을 취한다. 예를 들어 '일어난다' '쉰다' '산책한다' '차를 마신다' '다리를 내린다' '~을 그만둔다' '의자에 다시 앉는다' '30분간 컴퓨터 게임을 한다' '친구와 전화 통화를 한다' '운동한다' '1시간 동안 공부한다' 등. 이런 식으로 자신의 행동을 스스로 의식적으로 안내하고 선택하는 기술을 익혀 나간다.

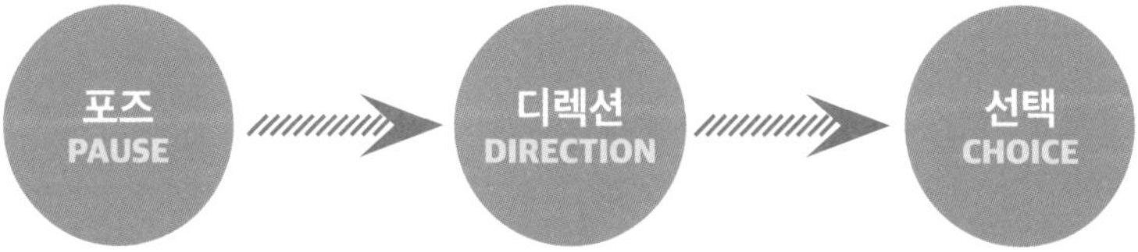

유용한 테크닉

1. 좌골 찾기

의자 앉기에 가장 필요한 테크닉이다. 앉은 자세의 무게 중심과 균형을 잡는 최선책이다. 좌골에 대한 감각과 인지력이 강화되어 척추와 보다 자연스런 연결 상태가 된다. 의자에 좌골로 접지하기 어려운 사람들에게 도움을 준다.

① 한쪽 엉덩이 밑에 손바닥을 위로 향해 넣은 후 그 위에 좌골을 얹어 본다.

② 손바닥에 느껴지는 감각을 통해 좌골을 인지한다.

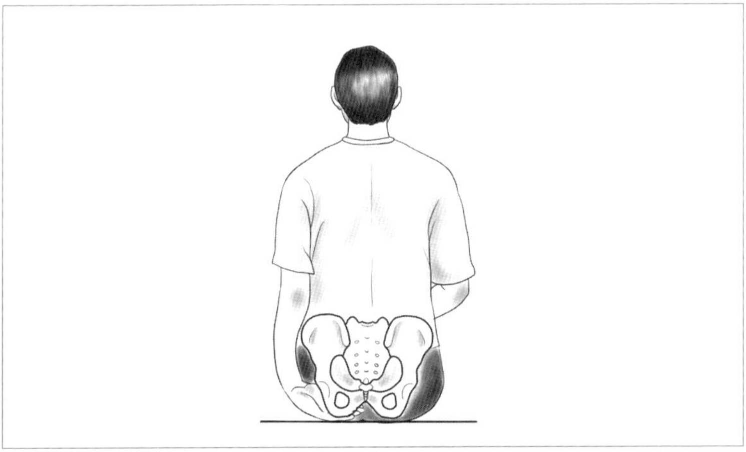

좌골 찾기

③ 손가락으로 좌골 끝 부위를 찾는다.

④ 손을 빼고 의자에 닿게 한 후 눈을 감아 좌골 위치를 인지한다.

⑤ 반대쪽 손으로 반대쪽 좌골을 찾는다.

2. 세미수파인: 긴장 해소 자세

우리의 생활은 크게 활동과 휴식, 두 가지로 나뉜다. 알렉산더 테크닉에서는 활동만큼이나 건설적인 휴식을 제때 갖는 것을 중요시한다. 생활 속 긴장과 스트레스를 자각하고 누적되지 않도록 그때그때 해소시키도록 한다.

알렉산더 테크닉에서 추천하는 세미수파인Semi Supine 자세는 짧은 시간 안에 척추의 부담을 해소시킨다. 근육들 긴장을 해소시키고 호흡이 조정되어 최적의 이완 상태를 만든다. 처음 이 자세를 취하는 사람들 중에는 1분도 견디기 어려워하는 이들이 있다. 몸이 비틀린 정도가 심해서일 수 있는데 처음에는 30초, 1분 정도로 짧게 자세를 취하면서 점차 시간을 늘려간다. 점차 불편함이 가시면서 몸이 편안해지는 것을 느끼게 된다.

다음 5가지는 세미수파인 자세가 지닌 훌륭한 효과들이다. 일상에서 자주 실천하도록 한다.

1. (무릎을 세워) 다리, 골반부, 흉곽부의 안정성이 확보된다.

2. (누워서) 허리와 복부 근육들 긴장이 해소된다.
3. 몸통 중심축인 머리, 척추, 골반과 팔다리의 연결성이 회복된다.
4. 호흡에서 중요한 근육이자 척추를 안정시키는 데 도움을 주는 횡격막 기능이 회복된다.
5. 횡격막과 장요근 사이의 긴장 관계를 완화시켜 의자에 앉았을 때 척추를 세울 수 있는 조건을 만든다(척추 기립근과 협응하여 안정된 자세를 유지시킨다).

기본 자세

① 천장을 바라보며 바닥에 눕는다.

② 한쪽 무릎을 의식한 후 '무릎이 천장을 향한다'고 생각하면서 무릎을 세운다.

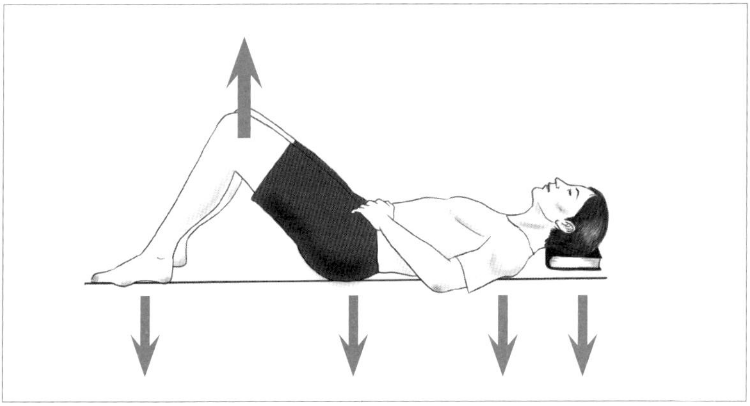

세미수파인 기본 자세

③ 반대쪽 무릎을 의식한 후 '무릎이 천장을 향한다'고 생각하면서 무릎을 세운다.

④ 양손은 겨드랑이가 가슴을 누르지 않게 팔꿈치를 옆으로 벌려 배 위에 올려놓는다(팔을 수평으로 벌려 어깨 긴장을 풀어도 좋다).

응용 자세

몸이 피로하거나 많이 긴장한 경우, 바닥에 바르게 누워 무릎을 구부려서 두 다리를 의자나 소파(쿠션) 위에 올려놓고 휴식한다. 긴장된 장요근을 이완시켜 횡격막이 부드럽게 움직이게 해 준다. 특히 요통이 있는 사람들에게 유용하며 제한된 시간은 없다. 직장에서 매트를 펼 수 있다면 5~10분 정도 짧지만 알찬 휴식을 취해 보자.

3. 위스퍼Whisper '하': 긴장 해소 호흡

어떤 자세나 상황이든 긴장이 느껴지면 호흡을 조절하며 긴장감을 내보낸다는 생각으로 한다.

① 숨을 들이마시고 숨을 내쉴 때 천천히 입으로 내보낸다.

② 입이 자연스럽게 벌어지도록 허용하며 '하' 하는 탄성과 함께 숨을 내뱉는다.

4. 살짝 일어났다 앉기

이 기술은 업무 도중 일어나 움직일 수 없는 상황에서 매우 유용하다. 키보드, 펜, 컵 등을 잡은 상태에서도 가능하다. 의자 위치를 바로잡거나 손으로 책상을 지지하고 해도 괜찮다. 일어설 수 없지만 자신의 몸을 다시 편하게 수정하고 싶을 때 선택해 보자.

① 의자에 앉은 상태에서 머리 위Up를 의식한다.

② 머리가 앞과 위로 이끌 듯이 천천히 기울인다.

③ 좌골을 원하는 만큼 의자 상판에서 뗀다.

④ 짧은 순간 척추가 펴지는 멍키 자세가 되면 좌골로 다시 앉는다.

5. 겨드랑이 공간 만들기

이 기술은 책상 위에서 컴퓨터, 노트북, 핸드폰을 사용하다 호흡이 불편해지고, 가슴이 답답해지며, 어깨와 팔이 긴장될 때 적용하면 좋다. 늑골과 횡격막 주변 근육을 이완시켜 가슴 쪽으로 말린 어깨의 긴장을 해소시키고 손의 사용을 좋게 한다. 어깨와 등이 굽는 것을 예방해 준다.

① 한쪽 팔의 손가락을 펴고 팔꿈치를 구부려 어깨까지 올린 다음 머리 위로 올린다.

② ①의 팔을 옆으로 수평이 되도록 내린다.

③ 가슴 중심에서부터 손가락 끝까지 의식한다.

④ 겨드랑이 사이 공간과 늑골을 의식하면서 팔을 천천히 내린다 (다시 어깨가 늑골을 누르지 않도록 한다).

⑤ 다른 쪽 팔도 똑같이 한다. 허용되는 시간만큼 양팔을 번갈아 반복한다.

6. 등받이 사용

등받이는 사람의 필요에 의해 만들어졌지만 잘못 사용되기 쉽다. 언제 등받이에 기대고 떼야 할지 자각할 줄 알아야 한다. 피로와 긴장을 자각하여 등받이 사용을 의식적으로 선택할 수 있다. 단, 그 편한 기분에 너무 빠져들지 말아야 한다.

처음부터 등받이를 이용하며 일할 경우 너무 지나치게 기대지 않도록 주의한다. 몸을 완전히 등받이에 맡기고 싶다면 잠시 일을 멈추고 짧게 쉴 때 그렇게 한다. 등받이에 계속 기대다 보면 의자에 눕듯이 아래로 미끄러져 내려간다. 이런 자세는 일시적으로 이완된 기분이 들게 해 몸의 긴장을 망각하고 이상한 자세들로 몸을 사용하게 만든다.

① 등받이에 기대고 싶거나 기댈 수밖에 없는 상황이라면, 좌골로 앉은 상태에서 엉덩이를 등받이 쪽으로 깊숙이 밀착한 후 등받이에 허리와 등이 안정감 있게 지지되도록 한다.

② 일할 때는 등받이가 너무 뒤로 기울어지지 않도록 조절한다. 가

능한 등받이를 반듯하게 세워서 기댄다. 컴퓨터 작업을 오랜 시간 할 경우 등받이와 쿠션이 필요하다.

③ 휴식할 때는 등받이를 뒤로 젖히고 충분히 기대어도 좋다.

7. 신체 부위 의식하며 긴장 해소하기

다음의 순서로 신체 부위를 가볍게 의식하며 힘을 뺀다. 핸드폰에 자신의 목소리로 직접 녹음해 들으면서 해당 부위를 의식하며 이완시켜 보자. 긴장된 근육들이 이완되면서 마음이 편안해진다. 앉아서 또는 누워서 해도 좋다.

정수리-이마-눈-코-뺨-귀-목뒤-어깨-위팔-팔꿈치-아래팔-손목-손바닥-목-가슴-윗배-아랫배-등-허리-엉덩이-허벅지-무릎-장딴지-발목-발등-발바닥

지금까지 설명한 기본 훈련의 주요 토대는 다음과 같다.

1. 의자를 휴식용으로든 업무용으로든 가능한 하나의 용도로 사용하도록 한다.
2. 의자에는 장사가 없다. 힘들면 버티지 말고 잠시 쉬거나 일어나서 움직인다.

3. 의자에 앉은 다음이 아니라, 앉고 일어서는 전 과정 속의 습관을 바꾼다.
4. 자신의 상태를 자주 자각하고 그때그때 필요한 자세로 바꾸어 간다.
5. 자신만의 습관을 발견하고 억제하기보다는 의식적으로 새로운 선택이 가능하게 한다.
6. 바른 자세를 억지로 취하려는 충동을 자제한다. 대신 몸과 마음이 소통하도록 디렉션을 주어 중추조절을 회복시키면 보다 효율적인 상태(자세)가 저절로 드러난다.

5장

추가 훈련

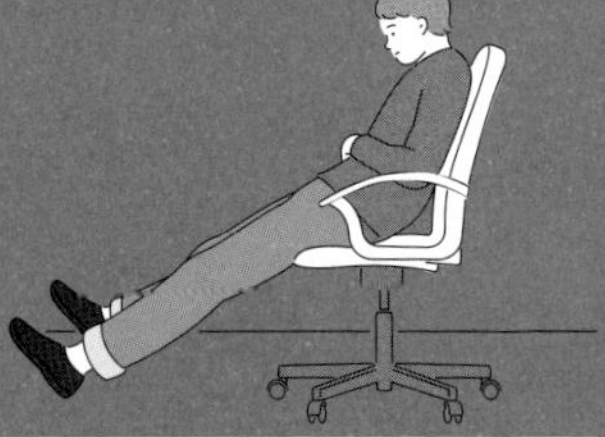

A l e x a n d e r   T e c h n i q u e

앞 장에서 기본 훈련을 했다면, 이제 기본 훈련의 효과를 배가시킬 추가 훈련들을 소개한다. 이 내용은 필자가 20여 년간 알렉산더 테크닉을 사람들에게 가르치면서 실천에 어려움을 느끼는 사람들을 위해 찾은 방법들이다. 필자가 제안하는 이 방법들 외에도 많은 테크닉들이 있을 것이다. 모두 참조할 내용들이겠지만, 무엇보다 중요한 것은 앞 장에서 설명한 기본 훈련들을 몸에 익히는 일이다.

여기에 소개하는 좌골-척추 훈련, 안구 운동, 의자 체조 등은 몸의 탄력성과 회복력을 기르도록 도움을 줄 것이다. 그리고 상황별 요령, 소도구 사용법, 의자 고를 때의 주의 사항 등은 실생활에 적용하면 요긴한 도움이 될 것이다.

좌골-척추 훈련

좌골에 대한 감각과 인지력을 강화하여 척추와 보다 자연스런 연결로 효율적인 역학 관계를 만든다. 척추 신경과 코어 근육들의 반사작용을 활성화시켜 의자에서 척추를 편안히 세우기 어려운 사람에게 유용하다.

1. 한쪽 좌골로 앉기

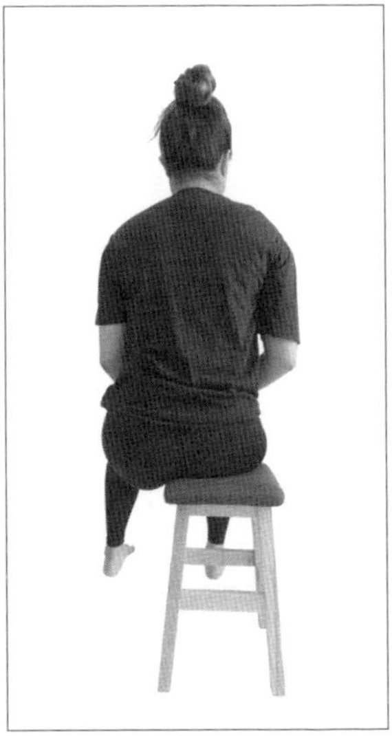

좌우측 좌골의 균형감을 향상시킨다. 가능한 팔걸이가 없는 의자를 고른다.

① 한쪽 엉덩이를 의자 바깥쪽으로 빼고 다른 한쪽 엉덩이의 좌골로만 의자에 앉는다.

② 잠시 자세를 유지한 후, 의자에 접지된 좌골을 중심축으로 삼아 몸을 가볍게 여러 방향으로 움직이며 척추의 긴장을 푼다.

③ 반대쪽 좌골로도 ①~②번을 반복한다.

2. 좌골과 척추 굴리기

좌골에서 머리까지 하나로 연결되는 운동으로 척추의 유연성을 길러 준다.

① 양쪽 좌골로 앉은 후 골반 전체를 앞뒤로 움직이면서 좌골을 굴린다.

② 척추와 머리가 좌골의 위치가 변함에 따라 부드럽게 연속해서 구부러지고 펴지며 물결치듯 움직인다.

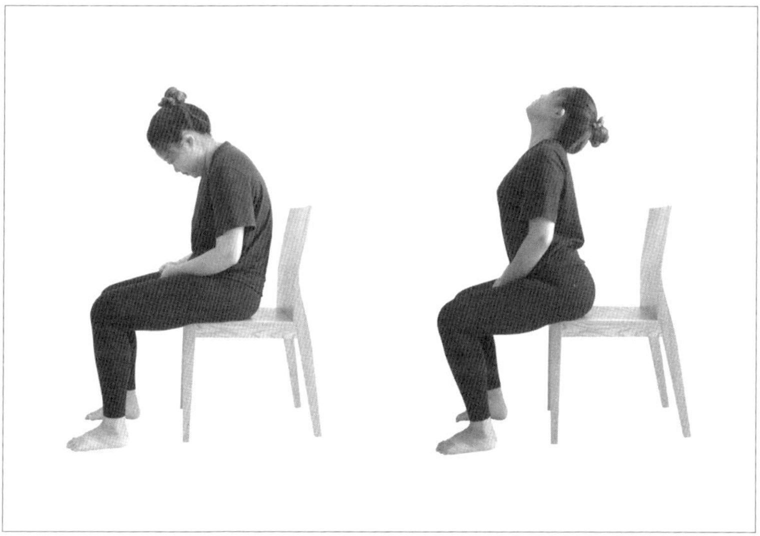

눈 운동

시각은 빛을 받아들이는 매우 중요한 감각으로 원근감이나 입체감 등 공간 지각에 중요한 정보를 얻는다. 시각은 예민한 균형 감각을 필요로 하며, 머리를 돌리거나 움직일 때마다 전신의 평형감각이 빠르게 회복되어야 한다. 따라서 귓속 세반고리관에 연결된 전정 신경vestibular nerve과 눈은 긴밀한 협응 관계를 이루고 있어야 한다. 몸이 흔들릴 때도 사물이 또렷이 보이게 눈과 머리를 조정하는 역할을 한다. 이때 안구 위치와 목 근육을 조정하여 머리 위치를 안정시키는 것은 중추조절에서 중요한 기능을 담당한다.

이 운동은 눈을 움직이는 동안근을 자극해 전정 신경의 평형 회복 기능을 활성화시켜 준다. 머리와 척추의 신경 네트워크가 재교정되어 중추조절과 전신의 자세 균형 능력을 향상시킨다.

1. 시선 고정 운동

① 한쪽 팔을 뻗어 엄지손가락을 세워서 왼쪽, 오른쪽, 아래쪽, 위쪽, 대각선 방향으로 각각 이동시키며 약 8초간 손톱을 바라본다. 중앙에서 시작해서 다시 중앙으로 되돌아왔다가 반대 방향으로 한 번 더 이동시킨다. 시선은 계속 손톱을 응시하며 따라다닌다.

② 손가락 끝을 눈앞 10cm 앞까지 당겼다 멀리 떨어뜨렸다 하며 엄지손톱을 바라본다(10회 반복). 누워서 해도 좋고 익숙해지면 눈을 감고 해도 좋다.

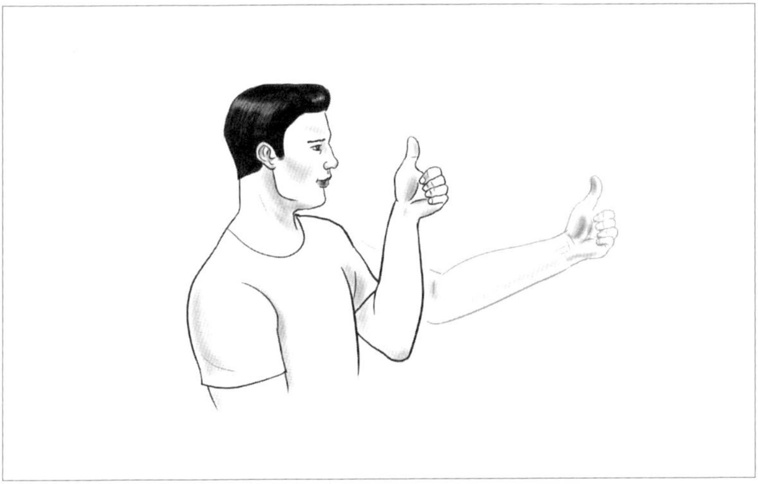

2. 시선 고정-머리 운동

① 엄지손톱이나 또는 다른 움직이지 않는 사물을 정면에 두고 시선을 고정시킨 후 머리만 좌우로 움직인다(약 20초). 익숙해지면 조금씩 빠르게 한다.

② 정면에 시선을 고정시키고 머리만 위아래로 움직인다(약 20초). 익숙해지면 조금씩 빠르게 한다. 누워서 해도 좋고 익숙해지면 눈을 감고 해도 좋다.

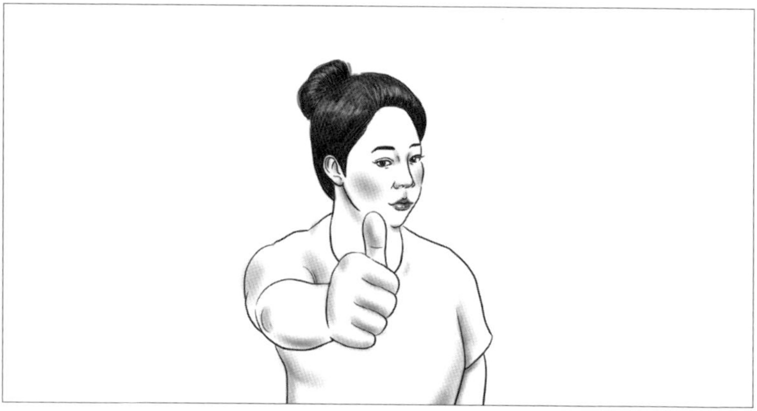

● 의자 체조

의자에 오래 앉아 있을 수밖에 없는 상황에서 할 수 있는 가벼운 체조를 소개한다. 의자라는 제한된 공간 안에서 신속하게 피로를 회복시키는 효과가 있다.

1. 어깨 들기: 긴장감 해소

① 숨을 깊게 들이마시면서 얼굴을 찡그리고 양 어깨를 귀 쪽으로 들어 올린다.

② 온몸을 긴장시키고 약 5~10초간 멈춘다. 긴장이나 감정을 느낀 후 과감히 표출시킨다.

③ 숨을 '후' 하고 깊게 내쉬면서 찡그렸던 얼굴 표정을 풀고 어깨를 떨어트린다.

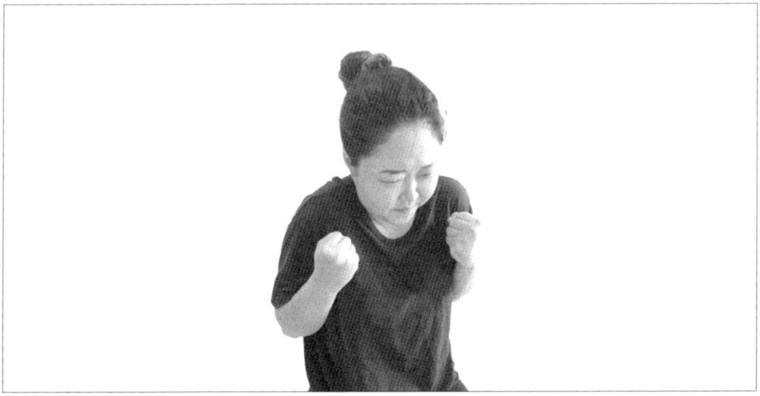

2. 늑골 풀기: 견갑부와 늑골 부위 긴장 해소

① 머리 위에 양손을 깍지 끼어 잡는다.

② 한쪽 팔꿈치 끝을 옆으로 위로 올리며 늑골이 옆으로 펴지도록 움직여 준다.

③ 반대쪽 팔꿈치 끝을 옆으로 위로 올리며 늑골이 옆으로 펴지도록 움직여 준다.

④ ②~③번을 번갈아 가며 반복한다. 척추와 골반이 같이 움직여도 좋다.

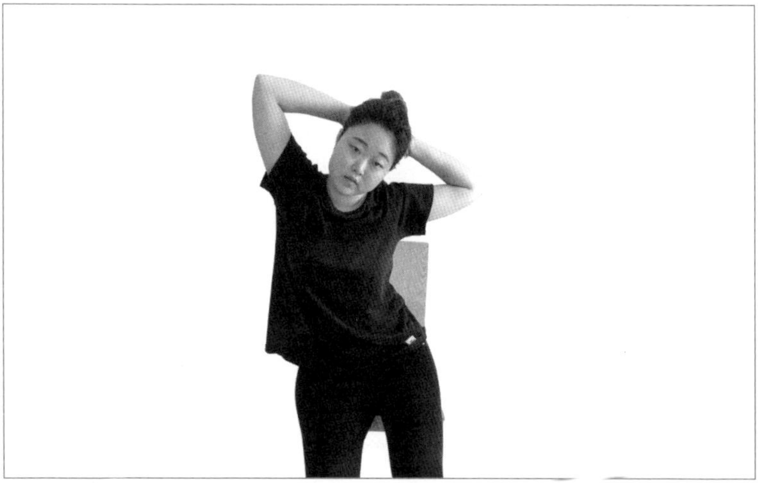

3. 척추 휴식: 척추 기립근 긴장 해소와 혈액 순환

① 양팔을 옆으로 들어 올리며 머리 위에서 두 손을 모은다.

② 천천히 앞으로 몸을 기울여 가슴과 어깨를 무릎 위에 내려놓으며 팔을 아래로 늘어트린다.

③ 이 자세에서 호흡하며 등 근육을 이완시킨다(약 20~30초).

④ 천천히 원위치로 돌아온다.

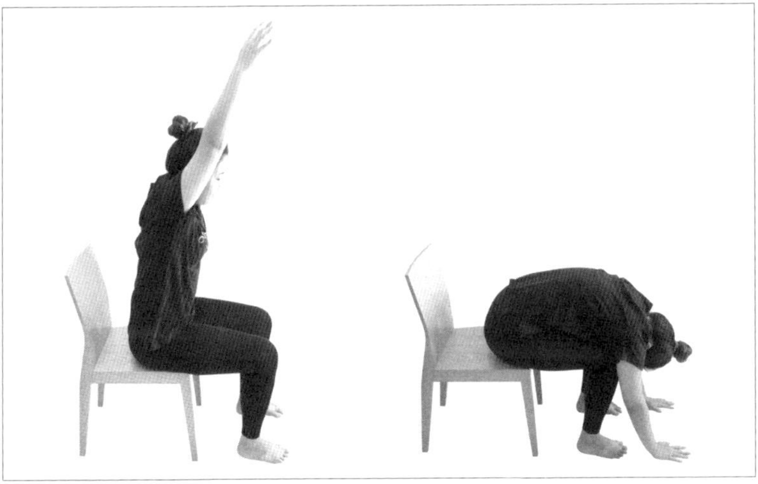

4. 척추 비틀기: 회전력 강화

① 의자에 앉아 머리와 몸통을 오른쪽으로 돌린다(왼쪽을 먼저 해도 상관없다).

② 오른손은 등받이를 잡고, 왼손은 오른 무릎 바깥쪽을 잡고 가볍게 허리를 뒤쪽으로 틀면서 10~20초 정도 스트레칭한다.

③ 반대쪽으로 ①~②번을 반복한다

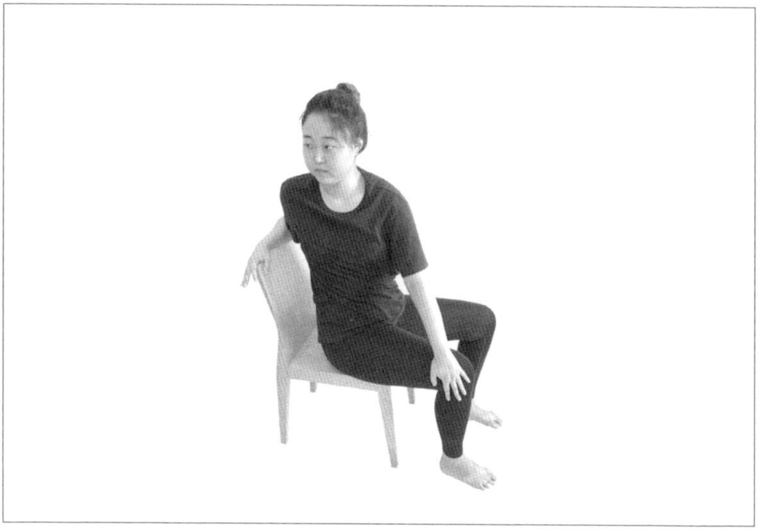

5. 척추 운동: 자율 신경 회복

① 의자 뒤에서 등받이를 잡고 선다.

② 들숨과 함께 몸통의 '뒷'부분이 좁아지게 한다.

③ 날숨과 함께 몸통의 '앞'부분이 좁아지게 한다. 호흡에 맞춰 10회 반복한다.

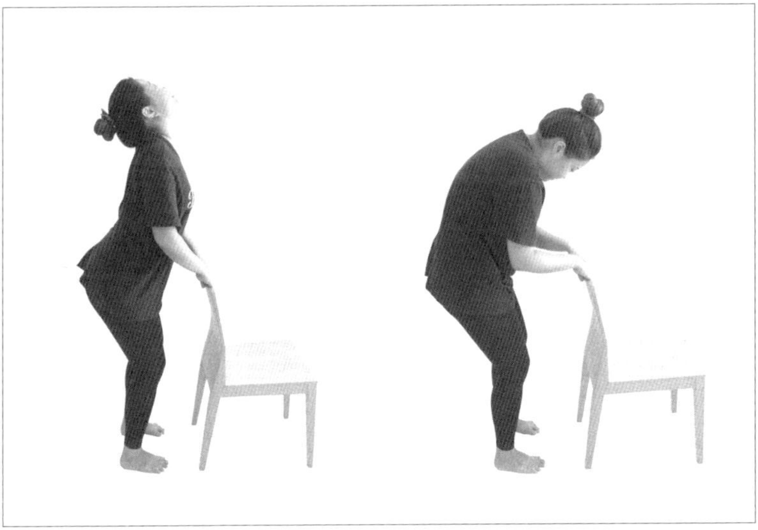

6. 구부리고 펴기: 척추와 다리 운동

① 의자 뒤에서 등받이를 잡고 선다.

② 최대한 쪼그려 앉는다. 이때 척추 긴장이 완화된다.

③ 호흡을 5~10회 한 후 등받이를 가볍게 잡고 일어선다.

④ ②~③을 10~20회 반복한다.

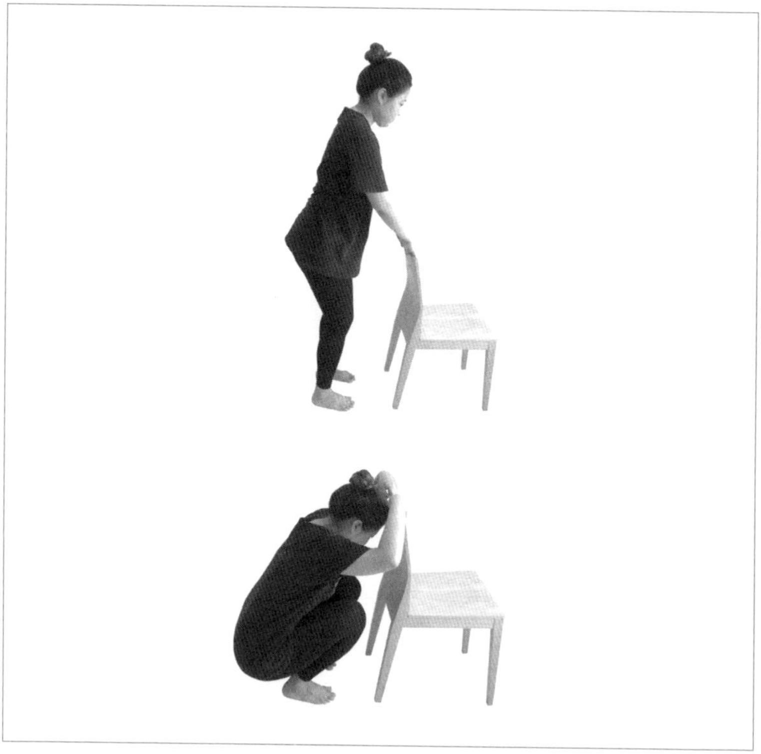

7. 다리 뒤로 뻗기

① 의자 뒤에 1미터 정도 떨어져 등받이를 잡고 선다.

② 엉덩이를 뒤로 빼면서 몸을 앞으로 기울인다.

③ 한쪽 다리를 뒤로 쭉 뻗는다. 잠시 5~10초 유지한다.

④ 반대쪽 다리를 뒤로 쭉 뻗는다. 잠시 5~10초 유지한다.

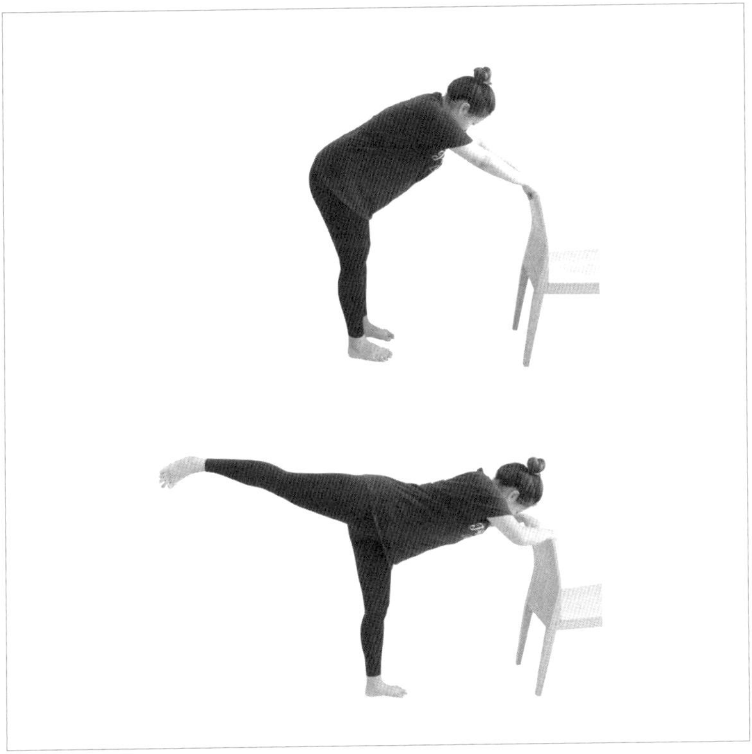

● 상황별 요령

몇 가지 상황별 사례에 따른 다양한 자세 선택과 유용한 소도구 활용을 알아보자.

공부할 때

책상에서 책을 보거나 노트 필기를 할 때 시선에 따라 머리가 앞으로 심하게 기울어지면 목 근육과 척추 관절에 무리가 온다. 이때 책 받침대 사용을 추천한다. 책 받침대 높이와 경사는 시선과 몸이 기울어진 정도에 맞춰 조절한다. 몸통을 살짝 기울여서 시선과 책 받침대의 기울기가 약 90°가 되게 조절하면 체력 소모가 줄어 학업 능률이 올라간다. 손으로 턱을 괴거나 머리를 받치는 습관이 생기지 않도록 주의한다. 책상이 낮을 경우 책 받침대 아래에 무언가를 받쳐서 눈높이를 올려 맞춰서 허리 부담을 줄인다. 책 받침대가 없다면 좌골로 앉아 몸통 전체를 천천히 앞으로 기울여 아래팔과 손바닥으로 몸을 잘 지지해 준다.

필기할 때는 몸을 비틀지 않도록 가능한 한 공책을 반듯이 놓고 필기한다. 장시간 필기할 경우 10~20° 정도 경사진 필기대를 이용해 손목과 손가락 긴장을 덜 수 있다. 목적과 필요에 따라 책상 상판이

20~30° 로 경사 조절이 가능한 책상을 사용하여 독서대와 필기대를 겸하는 방법도 선택 가능하다. 책상과 몸이 너무 바짝 붙으면 횡격막과 위장 부위가 압박받기 쉬우므로 주의한다. 몸을 앞으로 많이 기울여서 작업할 경우 발밑에 경사진 받침대를 두면 지지를 받아 안정감이 있고 힘이 효율적으로 분산된다.

시선과 자세는 매우 밀접한 신경학적 관계를 맺고 있기 때문에 시선에 따라 몸의 위치를 맞춰 줘야 목의 위치가 안정될 뿐만 아니라, 호흡과 심박동이 안정되고, 근육의 피로 역시 감소하는 효과가 있다.

컴퓨터로 작업할 때

• 의자: 컴퓨터로 장시간 업무를 볼 때 상체를 앞으로 많이 기울인 채 몸통을 거의 움직이지 않는다. 이때는 의자 깊숙이 엉덩이를 넣어 등받이에 엉덩이와 허리를 밀착시킨다. 다만, 등은 등받이에 가볍게 접촉시키면서 등받이의 지지력을 최대한 활용한다. 두 손이 너무 앞으로 가서 가슴 근육이 긴장되지 않도록 거리를 조정한다. 두 발은 발목이 가지런히 지면에 닿는 것이 혈액 순환에 도움이 된다. 발의 위치는 몸을 앞으로 갑자기 기울여도 상체를 지지할 수 있는 위치면 된다(발 받침대 사용 가능). 다리 위치를 너무 오랜 시간 고정시키는 것보다 (조금 더 앞이나 뒤로 해도 큰 지장이 없으니) 좌우 발을 교대로 움직이도록 하자. 발가락을 자주 움직여 주고 다리를 뻗어 발목 스트레칭을

해 준다. 팔도 자주 위로 올려 기지개를 펴며 스트레칭해 준다.

• 모니터: 자신의 앉은키보다 높이 설치되지 않게 눈높이 정도에서 편안한 각도로 맞춰 준다. 가능한 정면을 기준으로 15° 이내에 두면 좋다. 너무 높으면 머리가 뒤로 젖혀지고 턱을 내밀게 되고, 너무 낮으면 몸통이 앞으로 쏠리면서 거북목이 된다. 태블릿 PC, 노트북, 휴대폰 등을 사용할 때 받침대를 이용해 최대한 눈과 목에 긴장이 발생하지 않도록 한다. 안구가 건조해지지 않도록 눈을 자주 깜박여 준다.

• 키보드: 키보드 위치는 팔꿈치와 비슷한 높이에 놓는다. 팔꿈치 각도는 90~110° 정도가 좋다. 팔꿈치 각도가 너무 좁으면 팔을 당기게 되어 머리가 앞으로 나가고 목에 긴장이 가해진다. 반면 팔꿈치 각도가 너무 넓으면 팔을 쭉 뻗게 되어 허리가 과하게 뒤로 젖혀진다. 자신의 몸과 키보드와의 거리는 편안한 거리(20~30cm) 정도에 둔다. 키보드는 책상에서 몸 쪽으로 살짝 경사지게(5~10°) 한다. 손목 받침 쿠션을 사용해도 좋으나 손목이 오래 압박받지 않도록 주의한다. 마우스는 키보드와 같은 높이에 놓는다.

※주의: 컴퓨터는 강력한 주의 집중을 하게 만들고 작은 활자, 빠

른 동영상, 게임 등으로 눈이 쉽게 피로해진다. 또한 중추조절이 어려워지고 호흡 불안정, 정신적 흥분을 많이 일으키는 도구다. 점차 몸을 의식하지 못해 쉽게 습관적 자세가 나온다. 다리를 꼬거나 올리고, 턱을 괴거나, 머리를 한쪽으로 기울인다. 등받이에 지나치게 몸을 기대 상체가 뒤로 밀려 좌골로 중심을 잡지 못하게 된다. 컴퓨터를 이용할 때는 머리를 기울이거나 누르지 않으며 위Up로 향한다는 의식을 하는 것이 중요하다. 그러면 중추조절이 회복되어 호흡이 안정되고 횡격막과 척추를 잘 사용하게 된다.

핸드폰을 사용할 때

손에 쥔 핸드폰과 시선을 의식하도록 한다. 핸드폰을 너무 아래로 놓고 보면 목과 몸통을 앞으로 구부정하게 만든다. 자주 자신을 관찰하여 가능한 몸을 세우고 시선 때문에 목에 무리가 가지 않는 자신만의 손 위치를 선택한다. 핸드폰으로 장시간 영상이나 작은 활자를 보는 것은 좋은 습관이 아니다. 특히 누워서 가까이 보면 시력이 나빠지는 것은 물론 지나치게 뇌를 흥분시켜 빨리 피로해진다. 필요할 때만 사용하는 자제심이 많이 요구되는 도구다. 핸드폰을 쥐는 손을 자주 교대해 주고 오래 쥐거나 귀에 대고 있지 않도록 한다.

운전석에 앉을 때

자동차 운전석은 제한된 공간에서 운전에 주의를 두어야 하는 곳이다. 자신의 키와 몸 상태에 맞게 운전석 위치를 잘 조정해 두는 것이 좋은데, 특히 등받이를 너무 뒤로 기울이게 되면 핸들 잡는 손을 너무 뻗게 되므로 거리 조정에 유의한다. 그리고 머리가 앞으로 쏠리듯이 나가는지, 어깨 근육이 긴장되는지, 핸들을 너무 꽉 쥐는지, 한쪽 골반과 다리가 비스듬히 기울어지는지 관찰한다.

많은 사람들이 운전석에 앉을 때 가장 먼저 오른쪽 다리를 운전석 앞 좁은 공간으로 집어넣는다. 그러고 나서 몸통과 머리를 왼쪽으로 기울이면서 엉덩이를 의자에 올려놓고, 그 다음 왼쪽 다리를 차 안에 들여놓는다. 운전석에서 일어설 때는 왼쪽 다리를 먼저 차 밖으로 빼고, 머리와 몸통을 기울이면서 바깥으로 나온 뒤 오른쪽 다리를 비스듬히 비틀며 밖으로 나온다. 이런 방식은 사실 매우 불안정하고 비효율적인 몸의 사용이라 큰 무리를 주게 된다. 뿐만 아니라, 오랜 시간 운전석에 앉을 경우 페달을 밟아 피로해진 오른쪽 고관절에 가벼운 염좌를 발생시킨다. 이런 상태가 계속 반복될 경우 골반뿐만 아니라 허리와 척추 전체에 상당한 긴장을 일으키고 통증이 유발된다.

다음은 알렉산더 테크닉을 기반으로 몸에 무리를 주지 않으면서 운전석에 앉고 일어서는 요령이다.

• 앉을 때: 운전석을 등지고 두 다리로 선다. 무릎을 굽히고 먼저 엉덩이를 운전석 가장자리에 접지시킨 뒤, 몸을 살짝 돌려 손으로 핸들을 (보조 삼아) 붙잡고 두 다리를 동시에 들어 올려 차 안으로 들어온다. 이것이 어려운 사람은 앉은 후 한쪽 다리씩 넣어도 좋다.

• 앉은 후: 운전석 높낮이와 기울임을 자신에게 맞게 조정한다. 등받이 기울임을 조절할 때 목과 허리의 긴장도를 체크한다. 운전대와의 간격은 운전대를 가볍게 쥘 수 있을 정도로 확보한다. 목과 어깨의 힘을 풀고 머리를 앞으로 빼거나 뒤로 젖혀지지 않도록 한다. 시야를 넓혀서 앞을 보도록 한다.

• 내릴 때: 두 손으로 핸들을 (보조 삼아) 붙잡고 두 다리를 차 밖으로 뺀다. 두 발바닥이 안정된 착지를 한 후, 머리와 목과 몸통을 하나로 의식하면서 고관절을 앞으로 접으며 천천히 몸의 중심을 두 발로 이동시킨다. 상체를 앞으로 기울이면서 머리 위를 의식하며 일어선다.

유용한 소도구

의자에서 살아남는 중요한 핵심은 자신에게 필요한 것이라면 스스로 선택하고 실행하는 것이다. 따라서 자신의 컨디션에 맞는 소도구와 주변 소품들도 지혜롭게 사용해 볼 수 있다.

• AT 엣지: AT 엣지는 경사진 방석이다. 의자 상판이 뒤로 기울어져 있을 때 AT 엣지를 놓고 앉으면 평평히 할 수 있다. 또한 척추와 대퇴와의 각도를 넓혀 요추의 자연스런 만곡을 유지할 수 있다. 특히 방바닥에 오래 앉을 때 효율적이다. 바닥에 앉을 때는 가능한 경사진 방석을 사용해 무릎이 고관절보다 위로 올라가지 않도록 한다. 가지고 다니면서 쿠션 역할을 할 수도 있다. 방석뿐 아니라 발받침대, 발목 스트레칭, 누워서 사용하는 허리 이완용, 책 받침대, 필기 받침대, 노트북 받침대, 베개 등 다양하게 활용 가능하다.

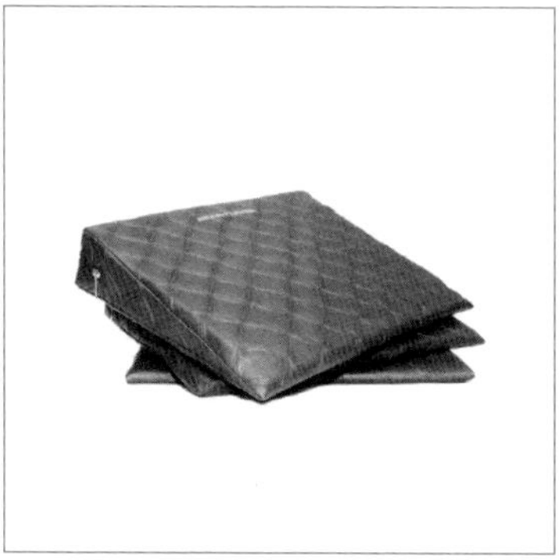

AT 엣지

• 움직이는 의자: 의자 생활이 지속되다 보면 척추 주변 조직들은 탄력을 잃어 운동성이 현저히 줄어든다. 주변에서 쉽게 구할 수 있는

짐볼, 앉는 상판이 둥근 의자, 탄력 있는 튜브 등을 이용해 앉은 자세에서도 운동 감각을 되살리고 몸의 균형 감각을 회복시킬 수 있다. 주로 가정에서 의자 대체용으로 곁에 두고 사용하면 좋다.

• 발 받침대: 발바닥을 안정시켜 몸의 효율적 역학 관계를 얻을 수 있다. 몸을 앞으로 기울여 지속적으로 작업할 때 적합하다. 단순 학업이나 컴퓨터 작업에서도 습관적으로 몸을 앞으로 많이 기울이는 경향이 있거나 허리가 불편한 경우에 유용하다.

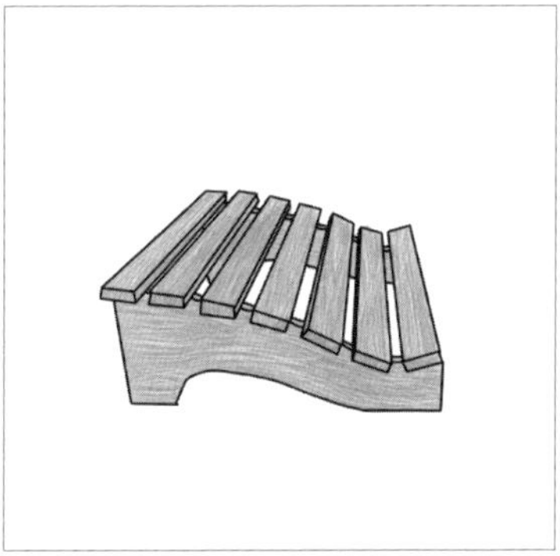

발 받침대

• 무릎 밴드: 양 무릎 간격을 일정하게 잡아 두는 무릎 밴드는 습관 또는 체형 때문에 다리가 벌어지는 사람들이 일정 기간 사용하면 좋다. 다리 꼬기, 다리 흔들기, 다리 구부려 올리기 등 안 좋은 다리 습관들이 고쳐질 때까지 사용하기에 좋다.

• 발목 스트레칭 기구: 발목 뒤쪽 아킬레스건이 굳으면 허리와 목까지 긴장을 발생시키므로 발목 스트레칭이 필요하다. 발목 스트레

칭 기구 위에 올라서서 무릎을 펴고 1분 구부리고 1분씩 매일 스트레칭해 주면 효과적이다. 쪼그려 앉기가 잘 안 되는 사람에게 유용하다.

의자 고를 때 유의 사항

많은 사람들이 좋은 의자를 추천해 달라고 요청해 온다. 그러나 누구에게나 좋은 의자는 없다. 중요한 것은 자신의 사용 용도에 잘 맞는 것을 찾는 데 있다. 약간의 멋을 내고 터무니없이 비싸기만 한 의자들이 너무 많다.

해답은 매우 단순한 데 있다. 의자에서의 자기 사용이 좋아지면 어떤 의자를 써야 할지의 문제는 크게 줄어든다. 왜냐하면 의자에 맞춰 몸을 사용하는 것이 아니라, 몸에 맞춰 의자를 사용할 줄 알게 되기 때문이다. 의자에 연연하지 말고 자세를 잘 변화시킬 수 있는 능력을 기르면 스툴로도 만족하게 된다. 등받이, 팔걸이, 목 받침대, 가슴 받침대 등 몸의 중심을 흩트리고 몸을 뒤로 기울게 만드는 부속 장치들이 모두 필요 없게 된다. 하지만 적어도 몸을 망가트리는 의자는 피해야 할 것이다. 발에 맞지 않는 신발을 오래 신고 다니면 몸 전체가 망가지는 것과 같은 이치다.

의자를 고를 때 다음 다섯 가지 부분을 살펴 고른다.

• 의자 상판: 의자 상판이 뒤로 기울어진 것은 좌골 뒷부분에 체중이 실리게 되어 척추를 뒤로 밀어 등받이에 기대게 만든다. 의자 상판을 기울이는 조절 장치는 유용하나 개인의 조건에 잘 맞춰야 한다. 상판이 수평이면서 앞쪽이 아래로 살짝 경사진 것이 대퇴 뒤쪽 근육과 신경이 눌리지 않게 예방한다. 직접 앉아 보고 확인하는 것이 좋다.

• 쿠션: 너무 부드러운 쿠션은 좌골 감각을 무디게 하므로 적당한 정도가 좋다. 좌골로 잘 앉게 되면 처음에는 좀 불편해도 차츰 좌골과 척추 주변의 자세 근육들이 발달하면서 점점 편해진다. 의자 상판이 너무 딱딱해서 좌골로 앉기가 힘들다면 얇은 쿠션이나 수건을 깔아도 좋다.

• 등받이: 등받이가 꼭 필요하다면 가능한 뒤로 많이 넘어가지 않는 것을 고른다. 조정 장치가 있어 다양한 각도로 조절되는 것이 좋다. 특별한 목적이 없는 한 의자에서 오래 쉬거나 잠을 자는 것은 오히려 건강에 해롭다. 휴식 겸용 의자는 겉보기에는 화려한 기능들이 장착된 듯 보인다. 그러나 사용하지 않을 것이라면 시간이 지날수록 의자의 기본적인 안정성을 떨어트린다. 가능한 단단하게 몸을 받쳐 줄 수 있고 엉덩이를 깊이 넣어도 흔들리지 않아야 한다. 일할 때 등

받이 기울임은 90~100° 정도가 좋다. 기울임이 고정된 의자는 90°로 세우지 못하는 단점이 있다. 척추 만곡을 강제로 만드는 웨이브형 등받이는 척추 근육이 약해질 수 있어 신중하게 고려해야 한다. 팔걸이는 어깨와 팔을 자주 쉬어 줘야 할 때 필요하다.

• 바퀴 또는 높낮이 조절: 바퀴 달린 의자, 회전의자, 높낮이 조절 의자 등 모두 용도에 맞춰 선별해야 한다. 바퀴 달린 의자는 앉은 상태에서 짧은 거리를 자주 이동해야 할 때만 필요하다. 회전의자는 앞뒤 좌우로 몸을 트는 일을 많이 하는 사람들 외에는 필요하지 않다. 높낮이 조절 의자는 책상 높이가 자주 변경되거나 업무상 반드시 필요한지 생각하고 결정한다.

• 무릎 의자: 무릎 받침대가 있어 엉덩이에 실리는 체중을 무릎으로 분산시키는 효과가 있다. 다리와 척추의 각도가 약 135°가 되어 수직으로 내려오는 압력이 척추 전체에 고르게 분산된다. 등받이가 필요 없고 척추가 곧게 정렬되는 모습이 된다. 단점은 무릎 지지대만을 믿고 체중이 너무 앞으로 이동될 경우 대퇴골이 골반을 회전시킨다. 따라서 요추의 만곡이 지나치게 앞으로 향한다. 이미 요추가 너무 앞으로 변위된 사람은 사용하지 않는 것이 좋다. 또 다른 단점은 발바닥이 바닥에 접지되지 못하므로 무릎이 고정되어 의자에서 여

러 가지 동작을 하기에 부적절하다. 이때 책상 높이를 조정할 수 없다면 목은 더욱 긴장하게 된다. 어떤 의자든 강제적으로 몸을 고정시키지는 않는지 확인한다. 자신의 필요에 맞는지를 살펴본다.

필자는 등받이도 팔걸이도 목 받침대도 무릎 받침대도 하나 없는 단순한 스툴을 사용한다. 알렉산더 테크닉 연습용으로도 스툴을 권유한다. 그저 흔들리지 않고 의자 상판이 수평이면 그만이다. 스프링 장치도, 회전 장치도 필요 없다. 의자 상판에 일부러 만든 경사도 없고, 엉덩이의 안정감을 위해 움푹 파일 필요도 없다.

스툴의 장점은 평평해서 다리 위치를 여러 방향과 모양으로 바꿀 수 있다. 다리를 올리거나 넓게 벌릴 때 팔걸이나 모서리에 걸리지 않고 스트레칭하기에도 좋다. 또한 등받이나 부속 장치가 없기 때문

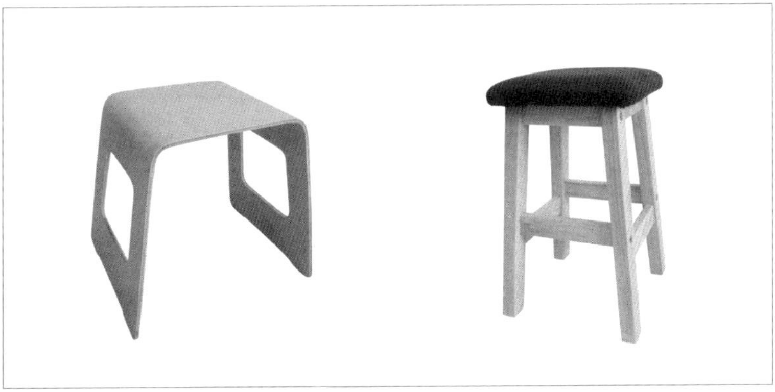

다양한 스툴

에 좌골을 자주 들었다 놓았다 하며 앉은 자세를 조정할 수 있고, 멍키 자세 훈련에도 매우 유용하다.

등받이가 없기 때문에 의자에서 오래 쉬지 못하므로 자연히 자리에서 일어날 수밖에 없다. 자동차, 비행기, 영화관 같은 장소에서는 등받이에 엉덩이를 깊숙이 넣고 기대어 장시간 앉아 생기는 피로를 줄인다. 필자에게 의자는 거의 업무용으로 쓰일 뿐 휴식용으로 병행하지는 않는다.

저자의 메시지

⁂ 자세는 몸과 마음이 매 순간 환경에 반응하고 변화하는 생명력의 표현입니다. 자세는 자기의 사용에 따라 자연스레 형성되며 계속 변화합니다. 바른 자세를 고정시키려는 노력보다 중추조절을 회복하는 것이 더욱 중요합니다.

⁂ 온전한 자기의 사용을 위해 의식을 깨우면 습관이 보이고 보다 효율적이고, 적절한 선택을 할 수 있게 됩니다. 해답은 언제나 자기에게 이미 있었습니다. 이 의식을 사용하는 것이 의자에서 살아남는 방법입니다.

⁂ 충분한 시행착오를 스스로에게 허용해 보세요. 두려움 없이 마음껏 시행착오를 하다 보면 깨닫게 됩니다. 우리가 몰랐던 것은 '올바른 것'이 아니라 '자신만의 것'입니다.

⁂ 움직이는 대로 생각하게 되고, 생각하는 대로 움직이게 됩니다. 몸을 존중하고 마음을 다스리는 것이 '자기의 사용'입니다.

⁂ 행복은 건강에서 오고, 건강은 치유에서 오며, 치유는 사용에서 오고, 사용은 현재에서 옵니다.

알렉산더 테크닉 실천으로
의자에서 살아남기

1판 1쇄 발행일 2021년 12월 8일

지은이 최현묵, 백경철
펴낸이 권미경
펴낸곳 무지개다리너머
주소 서울시 은평구 응암로 310, 501호
전화 02-357-5768 **팩스** 0504-367-7201 **이메일** beyondbook7@gmail.com
블로그 blog.naver.com/brbbook **등록번호** 제25100-2016-000014호(2016. 2. 4.)
ISBN 979-11-90025-04-1 03510

알렉산더 테크닉은

몸을 존중하고 마음을 다스리는

'자기Self의 사용'입니다.

< 알렉산더 테크닉 워크숍 >

- 의자에서 살아남기 워크숍(1일 워크숍, 8시간)
  평생 사용하는 의자! 나와 가족의 건강을 위해 효과적인 의자 사용법을 배우는 시간.

- 알렉산더 테크닉 기초 워크숍(주 1회 2시간 4주, 총 8시간)
  처음 배우는 사람들을 위한 쉽고 재미있는 AT 체험.

- 알렉산더 테크닉 호흡과 발성 워크숍(주 1회 2시간 4주, 총 8시간)
  편안한 자세와 호흡의 변화만으로 달라지는 발성, 꾸미지 않은 나만의 목소리를 되찾는 시간.

- 배우를 위한 알렉산더 테크닉 워크숍(주 1회 2시간 6주, 총 12시간)
  배우로서 촬영 현장이나 연극 무대에서 떨리는 그 순간을 즐기기 위해 자기Self의 사용을 배운다.

- 1대1 개인 레슨(1회 한 시간)
  나만의 긴장을 관찰하며 핸즈-온을 통해 해소하고 자기Self의 사용을 배운다.